Nursing Management First Book

看護管理
セカンドブック

改訂第2版

看護管理者
として
ステップアップを
目指す人へ

C-FEN 代表
太田加世 [編集]
Ohta Kayo

JN028567

Gakken

はじめに（第2版）

本書である『看護管理セカンドブック』の初版第1刷が2016年の8月に発行されて以来，多くの方々に読んでいただいています．特に認定看護管理者カリキュラム基準セカンドレベルを受講してくださっている方々には副読本として，活用していただいていることを実感しています．

いわゆる「団塊の世代」が75歳を迎える2025年が目前に迫ってきており，国の医療施策は，急性期中心の医療から病床を機能分化することで，医療資源投入量の適性化を目指しています．また，病院完結型の医療から地域全体で治し，支える地域完結型の医療への転換（地域包括ケアシステムの構築）を着々と実現しています．

さらに，今後は，医師不足からくる他の専門職種への権限移譲に伴う問題や新型感染症による新たな対策の必要性など，看護管理の役割はさらに重要になっています．セカンドレベル受講を修了した看護管理者の人数も増え続けてきています．

マネジメントは，師長だけでなく，副師長，主任やリーダー等の役職をもつ看護師にとっても必要です．看護師としての経験が長くなるほどにマネジメントはますます不可欠なものになっています．そして，一生使えるマネジメントの原理原則がこのセカンドブックのなかには詰め込まれています．

長期間の研修を受けることが難しい看護管理者，日々の業務のなかで何かを変えていきたい方，セカンドレベル研修受講者の予習や復習にこの本が役に立てば，とても嬉しく思います．

株式会社リクルートの創業者である江副浩正氏は「マネジメントの才能は，幸いにも音楽や絵画とは違って，生まれながらのものではない．経営の才は，後天的に習得するものである．それも99％意欲と努力の産物である．その証拠に，10代の優れた音楽家はいても，20代の優れた経営者はいない」と言っています．

本書を手に取る方々は意欲のあるそして努力を惜しまない方々だと思います．看護マネジメントの基礎を本書で学び，習得しそれぞれの現場で使っていただくことこそが筆者の願いでもあります．

2023年12月
執筆者を代表して
太田加世

はじめに（初版）

　前書の「看護管理ファーストブック」は認定看護管理者カリキュラム基準【ファーストレベル】の受講対象となる方々のために作成しました．本書「看護管理セカンドブック」はその前書の続編ともいえる位置づけにあり，認定看護管理者カリキュラム基準【セカンドレベル】（以下，「セカンドレベル」とします）の受講対象となる方々（主として看護管理者）のお役に立つ本として執筆・編集させていただきました．

　スタッフナースと比べると看護管理者の人数は大幅に少なくなります．そのため，院内での継続的，系統的教育プログラムが準備されていないという病院も少なくないと推測されます．また，看護管理者どうしで学び合う機会もかぎられていることでしょう．同じ部署で複数の看護管理者が働くという環境にないところでは，身近かにモデルとなる人がいないこともあるでしょう．看護管理者の仕事は「管理」ですが，その「管理」を経験として学ぶことはできても，系統立った知識や技術として「管理」を学ぶことがむずかしい状況にあるといえるのではないでしょうか．

　平成26・27年度厚生労働科学研究費補助金地域医療基盤開発推進研究事業で作成された「中小規模病院の看護管理能力向上を支援するガイド」[1] によると，300床未満の中小規模病院の看護管理者が継続的に教育を受けるために行っている支援に対して「ない」という回答が半数以上を占めていました．また支援がない理由として，「余裕がない」「予算やしくみがない」「主体的に行うもの」などがあげられています．

　本書では，セカンドレベルのカリキュラムに沿って看護管理者に最低限必要であると考えられるヘルスケアサービスの管理，看護組織の管理，人的な管理について知識と実践のポイントを説き，経営の基本となる医療経済についても触れています．さらに，看護管理過程を展開するための基礎となる組織分析とフレームワークについて学ぶこともできます．現場で実践している「管理」が知識と結びつくよう，実践的な内容を盛り込みました．本書で学んだ看護管理者はその知識を実践に活かしさらに成長できることでしょう．もちろん，すでにセカンドレベルを修了された方や現在受講している方にとっても参考となる構成となっています．

　長期間の研修に参加することはむずかしい，看護管理者として必要な知識や考え方を身につけたい，セカンドレベルで学んだことを復習したい看護管理者にとって，本書がお役に立てれば幸いです．

2016年7月

執筆者を代表して

太田加世

---

1) 平成26・27年度厚生労働科学研究費補助金地域医療基盤開発推進研究事業：中小規模病院の看護管理能力向上を支援するガイド. 2016
http://www.mhlw.go.jp/file/06-Seisakujouhou-10800000-Iseikyoku/0000113518.pdf（平成28年7月14日閲覧）

目次 Contents

編集

太田 加世 C-FEN代表

執筆 [敬称略・執筆項目順]

太田 加世 同上

三浦 紀子 地方独立行政法人東京都立病院機構東京都立豊島病院看護部長　認定看護管理者

佐藤 久美子 社会医療法人財団石心会川崎幸病院副院長/看護部長　認定看護管理者

渡辺 明良 学校法人聖路加国際大学法人事務局長

利根川 崇 聖路加国際病院病院事務部経営企画課マネージャー

高井 今日子 町田市民病院看護部長

深澤 優子 社会医療法人社団正志会採用育成担当部長/看護アドバイザー

カバー・本文デザイン：古屋真樹（志岐デザイン事務所）
本文イラスト：真興社

序章

第一線の看護管理者に なるには

第一線の看護管理者になるには

「第一線の看護管理者」像とはどのようなものでしょうか．またどのようにしたら近づけるのでしょうか．第一線の看護管理者に必要となる心構えや考え方を提示し，あるべき姿を提示します．

看護管理者の役割

看護職は24時間365日，患者のいちばん近くにいる医療職です．医療界は時代とともに変遷してきましたが，どのように時代が変わろうとも，看護の根底にある「患者に寄り添う」という心は変わることはありません．

フロレンス・ナイチンゲールが近代看護の基礎を作り上げてからすでに160年が経過しましたが，『看護覚え書』を読み解くと，看護管理の原点がここにあると言えます．

『看護覚え書』の中には「ところで，これらすべての事柄に気を配るといっても，一人でそれらを実行するという意味ではない．『私はいつも窓という窓を開けておくのですが』と責任者たちはよく弁解する．もしあなた方がそれを実行しているとしたら，それは確かに，まったく実行しないよりは，はるかにましであろう．しかしあなた方は，自分自身で行わないときにも確実にそれが行われるようにできないものであろうか．あなたがその場を離れたとたんに事態が逆もどりするようなことが，絶対にないようにできないものであろうか．これこそ『責任をもっている』ということの意味なのである」[1]，「あなたが『なるべく自分自身が勤務についている』ように努力する《中途半端》なやりかたは，かえって患者の気遣いの必要性を増やすだけなのである．これと反対に，もしあなたが，自分がその場にいようといまいと物事がいつも整然と運ばれるように手筈を定めておきさえすれば，患者はもうまったく心配する必要がなくなるのである」[2]という一説があり，すでにナイチンゲールによって看護管理の基本的な考え方が示されています．

現代では，看護管理者の役割は「病院の理念に基づいた目標を達成するために，『人』『もの』『金』『知識』『サービス』といった資源を上手に使いながら，部署を調整，

統制することによって，看護サービスの提供や質の調整，展開，評価に責任を持ちます」[3]と定義されています．

＊

　現在，看護管理者になっている人の中には，自らの意思で望んでなった人もいれば，上司の推薦や指示で職位に就いた人もいるでしょう．しかし，どのような理由であっても，看護管理者となったからには患者や職員に責任を持たなければなりません．いずれにせよ，自分自身の成長が実感できて仕事にやりがいと希望を持っていたほうが，楽しく仕事に向かえます．また，臨床の第一線の看護管理者が，元気で明るく前向きに仕事に取り組んでいる姿は，スタッフを元気づけ，患者を安心させる効果もあります．

　では，第一線の看護管理者の役割を遂行し実力を発揮するには，どのような心構えと考え方が必要でしょうか．

看護管理者に必要な心構えと考え方

1. 看護師長の存在意義を自覚する

　臨床の第一線は「患者と医療者の接点の場」ですから，そこで行っている看護実践は，病院の医療・看護の質そのものであると言えます．そのため，臨床の第一線を管理監督する看護師長の役割は非常に重要です．臨床では，日々いろいろなことが起きています．毎日が問題の連続で，看護師長は常に次から次へと発生する問題事象に対して問題解決をしています．上司に報告・連絡・相談をして，病院として対応しなければならないことから，自分自身の判断ですぐに対処しなければならないことまで，問題の重要度や緊急度もさまざまです．

　まず，基本的には『看護覚え書』にもあるように，自分が直接行わなくても，また自分が不在であっても日常業務が滞りなく進むように，**業務のシステム化をすること**が必要です．そして，有事の際には「問題が発生した」ということをスタッフが認知できるように危機管理意識を育てることと，問題を認知したときの報告・連絡・相談が確実にできるようにすることが必要です．

　看護師長は，臨床の第一線で行われている看護実践の質を担保するために，「**最善を期待して最悪に備える**」ことが必要です．つまり，通常業務時と問題発生時の2つの場面を想定して，業務手順や情報伝達システムを構築するということです．通常業務時は，看護管理者がいてもいなくても，常に均質で標準化された看護を行えるよう

にしておくことと，問題が発生した場合は被害を最小限にとどめ，すみやかに被害から回復できるようにしておくことです．

看護師長は「最善を期待して最悪に備える」ことが必要！

看護師長は，病院の医療・看護の質を左右する重要な職務を任されているということを自覚して，胸を張って自信を持って仕事をしましょう．

2. さらなる成長を促すためには学習が必要

「実践なき理論は空虚，理論なき実践は盲目」という，ドイツの心理学者であるクルト・レヴィンの言葉があります．臨床看護師は，得てして「理論なき実践」に陥ることがあります．多忙な臨床の中では，目の前の患者に対して治療上の指示や生活援助など日々行わなくてはならない業務を実践するだけで精一杯という背景もあるでしょう．

しかし，忙しいからといって自分が行っている看護実践の理論や根拠がなくてもよいとは言えません．生産とともに消費する看護サービスだからこそ，実施する際，または検証する際に理論（根拠）は必要になります．**理論を学び視野を広め臨床実践に活かすことは，実践の楽しさを倍増させるものです．**管理能力を高め，暗黙知を形式知に変えていくために，体系的で継続的な学習をしていきましょう．

看護管理者は，管理実践の中で管理者としての力をつけることができます．仕事の経験は，何よりも大きな成長の機会となります．しかし，ただ「経験した」だけでは自分の知見として蓄積されません．実践の後でもよいので，自分の判断と行動を分析して理論づけておきましょう．そうすることによって，次に類似事例が起こったときの対処の判断と行動の根拠となり，状況が違っても適切なマネジメントができます．

3. ものごとを多角的に見て判断できる能力を養う

看護師長の仕事は楽しいことばかりではありません．主任やスタッフと看護部長などの上司とのあいだの板ばさみになり，ストレスで心が揺らいでしまうこともあります．人は，自分の見えるものしか見えず（認識できず），見えるものだけを判断材料にします．看護師長とスタッフのあいだでは，見えていること，入ってくる情報の量も質も違います．

たとえば，1つの病棟に立て続けに緊急入院があり，さらに4人目の緊急入院依頼があった場合，スタッフは「無理です．もう受けられません．ほかの病棟でお願いします」と言います．病棟看護師長としてどう対応したらよいのでしょうか．まず行うことは，病棟全体として，マンパワーに比して本当に業務量の過負荷が起こっている

のかどうかを判断することです．病棟全体を俯瞰して見ると，業務の分配が公平になっておらず「無理です」と言ったスタッフだけが過負荷になっているのかもしれません．スタッフの力量的に過負荷になっているのかもしれません．その場合は業務の再配分を行います．また，全体として過負荷な状況であったとしても，立て続けの入院であったため，あと1時間もすればある程度の余裕が出てくるという予測が立つかもしれません．その場合は，緊急入院を1時間遅らせてもらうことが可能かどうか交渉する必要があります．

　スタッフの「無理です」という発言に，どのような切り口で応えるか，看護師長の采配の見せ所となります．スタッフと同じように「無理です」と言うことは簡単で，その場のスタッフはよかったと胸をなでおろすでしょうが，本当にそれがスタッフや患者のためになっているのでしょうか．

　ものごとをどう見るかということに対して「虫の目」「鳥の目」「魚の目」という3つの目の表現があります．「虫の目」は複眼です．つまり「近づいて」さまざまな角度からものごとを見るということです．「鳥の目」とは，高い位置から「俯瞰的に全体を見回して」見るということです．「魚の目」とは，潮の流れや干潮，満潮という「流れ」を見失うなという意味です．

　ものごとを判断するときは，「虫の目」で情報を多角的に眺め，「鳥の目」で判断し，「魚の目」で決断を下す必要があります．看護管理者として，適切な判断と行動がとれるように，この3つの目を意識していくとよいでしょう．

> ものごとは「虫の目」「鳥の目」「魚の目」で見る！

これからの看護管理者に期待すること

　看護管理者として，自分の監督部署を持つことをどのようにとらえたらよいのでしょうか．「何のために」「誰のために」「何をしよう」と考えて看護管理者になったのか，目指すものは「自己実現」「社会奉仕」「後輩育成」「よい看護が行える組織を作る」など，さまざまでしょう．きっかけや目的は何でもよいのですが，大切なことは，自分の仕事に対する意味づけとやりがいを見い出すことです．人にコントロールされて，やらされ感を持ってしぶしぶやると仕事はつまらなくなります．ため息をついたり，愚痴を言ったり，しかめっ面をしている看護師長の下では，スタッフは安心して働けません．仕事にやりがいを見つけて，仕事を楽しむことでスタッフがついてきます．

　また，できない理由を並べるよりも，やるためにはどうすればよいかと前向きに考

える習慣をつけましょう．人間の脳は「できない」と思うと，その瞬間から「できない理由」を考えはじめます．「できる」と確信すれば，脳はそれらを実現するために最大限のアウトプットを行おうとするのです．

また，人間の脳は失敗のプロセスによって鍛えられていく経験主義の臓器です．失敗をおそれずに，いろいろなことに果敢にチャレンジしましょう．世の中はどんどん変化していますから，失敗しないような仕事を選んで前例踏襲だけをしていると，仕事も業績も縮小し衰退していきます．現状に満足せずに，常に問題意識を持って問題を発見し，解決への道筋を明確にしてリーダーシップを発揮して問題解決にあたってください．**前向きであれば失敗の経験は，必ず看護管理者としての力になります．**

ナイチンゲールが，『看護覚え書』を記すはるか以前から続いている看護．**「変えてはいけないもの」と「変えなければいけないもの」を見極めて，戦略的に管理実践をすることが看護管理者には求められます．**言い換えれば，看護の責務や原理原則をふまえつつ，外部環境の変化を見据えて時代を読み，率先して組織を進化させ発展させていく視点と行動力が大切だと言えます．

＊

日本は，既に少子超高齢多死社会に突入しています．社会保障制度改革も本格的に動きはじめています．膨れ上がる国民医療費を「どこまで押しとどめられるか」ということとともに「医療資源の適切な分配」も課題であり，医療分野への期待は高まるばかりです．このような時代に求められる看護管理者像は，柔軟な発想ができ，困難に立ち向かっていける強さと失敗にもくじけない粘り強さを兼ね備え，人間愛に満ち溢れた魅力のある人物と言えるでしょう．

看護管理者として仕事をしていると，自分に自信が持てなかったり「これでいいのか」「自分は正しいのか」と孤独感や焦燥感を感じたり不安になったりするときもありますが，自分を信じて今日も笑顔で職場に向かいましょう．看護師長を頼りにしているスタッフたちと，看護師として守るべき患者のために──．

（三浦 紀子）

引用・参考文献

1）フロレンス・ナイチンゲール：看護覚え書，第5版（湯槇ますほか訳），p37，現代社，1993
2）前掲書1），p57
3）太田加世：看護管理ファーストブック改訂第2版（太田加世編），p30，Gakken，2019

第1章

「ヘルスケアサービスの管理」を知る

1) 全世代型社会保障に向けた
   制度・法律

2) 病院・施設の管理

3) 部署の管理

1 全世代型社会保障に向けた制度・法律

●2025年問題　●社会保障制度改革推進法　●病院・病床機能の分化
●地域医療構想　●地域包括ケアシステム　●在宅医療

　ヘルスケアサービスの管理を考える上で前提となる医療・介護の制度・法律の改正のゆくえから，今後の医療・介護の方向性が，実際の看護管理にどのように影響していくのかについて概観します．

社会保障制度の今後の方向性

1.「全世代対応型」の持続可能な社会保障制度へ

　いわゆる団塊の世代が2025年までにすべて75歳以上となった後，2040年に向けて高齢者が緩やかに増加していきます．この2025年を乗り越えるために，医療・介護の社会保障制度改革推進法（以下，改革推進法）が2012年（平成24年）8月に施行され，以後さまざまな政策を実現してきました．

　しかし，すでに減少に転じている生産年齢人口は，2025年以降さらに減少が加速することは明らかです（図1，2）．このため，すべての世代にとって安心できる社会保障，すなわち「全世代型社会保障」を目指すべく，2021年11月に「全世代型社会保障構築会議」が開催され社会保障全般の総合的な検討が行われました．

　そして，令和4年12月16日に「全世代型社会保障構築会議」報告書（以下，「報告書」）がとりまとめられました．

2.「全世代型」社会保障の基本的な考え方

　報告書における全世代型社会保障の基本理念は次の5点です．
　①「将来世代」の安心を保証する
　②能力に応じて全世代が支え合う
　③個人の幸福とともに社会全体を幸福にする
　④制度を支える人材やサービス提供体制を重視する

⑤社会保障のDX（デジタルトランスフォーメーション）化

　少子化においてさまざまな施策を実現しているものの，その流れを変えるには至っていません．最も緊急を要する取り組みは「未来への投資」として子育て・若者世代への支援を早急にかつ強力にすることです．そのために，「子どもを産み育てたいと希望するすべての人が安心して子育てできる環境を整備することが求められている」と報告書では述べられています．

　さらに，これからも続く「超高齢社会」に備えるためには，経済社会の支え手となる労働力の確保がとても重要です．つまり，女性や高齢者の就労を最大限に促進して，その能力を発揮できる雇用や働き方ができるように支援していくことが大切になってきます．そのためには，子育て支援や健康寿命の延伸，介護サービスなどの社会保障を充実させていくことが重要です．

　また，超高齢化によって社会保障の給付が増大することから，負担能力に応じてすべての世代で公平に支え合う仕組みを強化していくこと，給付と負担のバランスを確保することが必要です．さらには，医療や介護ニーズの増大や多様化する福祉ニーズに応えられる人材の確保・育成，働き方改革のさらなる推進やニーズの変化に的確に対応する医療・介護サービスの提供体制の確立やデジタル技術の積極的な活用も重要だと報告書では述べられています．

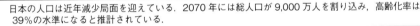

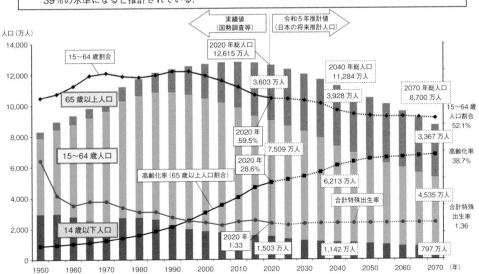

図1　日本の人口の推移

2020年までの人口は総務省：国勢調査，合計特殊出生率は厚生労働省：人口動態統計，2025年以降は国立社会保障・人口問題研究所：日本の将来推計人口（令和5年推計）より引用
https://www.mhlw.go.jp/content/12600000/001094660.pdf

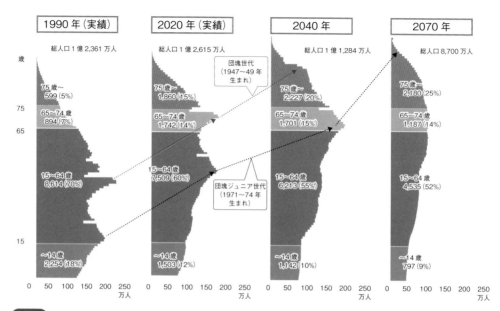

図2 日本の人口ピラミッドの変化

・団塊のジュニア世代が65歳となる2040年には，65歳以上が全人口の35%となる
・2070年には，人口は8,700万人にまで減少する一方で，65歳以上は全人口の約39%となる

総務省：国勢調査，国立社会保障・人口問題研究所：日本の将来推計人口（令和5年推計），より引用
https://www.mhlw.go.jp/content/12600000/001094660.pdf

3. 医療保険制度の見直し

　「全世代型」社会保障では，これからの社会保障を支えるのは若い世代であり，高齢者は支えられる世代という認識を改め，年齢にかかわりなく，すべての国民がその能力に応じて負担し，支え合うという制度を目指しています．

　医療保険制度は，超高齢社会への備えをより確実にし，人口減少に対応していくことが求められ，すべての世代で増加する医療費を公平に支え合う仕組みを早急に構築する必要があります．

　仕組みの構築にあたっては「すべての世代での支え合い」「世代間・世代内における公平性の確保」「保険者間の格差是正」が基本となります．

　つまり，高齢者であっても，負担能力のある人については，その能力に応じて負担してもらう仕組みに変更していきます．

　それぞれの年齢層における一部負担（自己負担）の割合は図3の通りです．75歳以上でも現役並みの所得者は3割，現役並みの所得者以外の一定所得以上の人は2割（令和4年10月1日から施行）など，高齢者であったとしても所得に応じた一部負担の割合になっています．

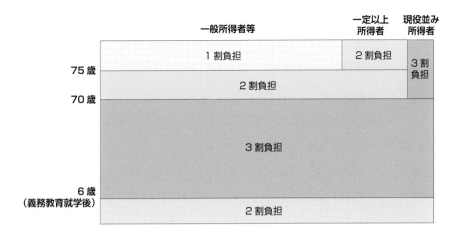

図3 医療費の一部負担（自己負担）の割合について

・75 歳以上の者は，1 割（現役並み所得者は 3 割，現役並み所得者以外の一定所得以上の者は 2 割※）
・70 ～ 74 歳までの者は，2 割 (現役並み所得者は 3 割)
・70 歳未満の者は 3 割，6 歳（義務教育就学前）未満の者は 2 割
※令和 4 年 10 月 1 日から施行
厚生労働省：我が国の医療保険について，より引用
https://www.mhlw.go.jp/stf/seisakunitsuite/bunya/kenkou_iryou/iryouhoken/iryouhoken01/index.html

医療・介護サービスの提供体制の改革

1．介護を含めた医療の機能分化と連携

　超高齢化，生産年齢人口の減少，さらに，求められる患者・利用者の医療・介護ニーズも変化していきます．高齢単身世帯の増加や慢性疾患や複数の疾病を抱える患者，医療・介護の複数ニーズをもつ患者・利用者が増加しているため，医療・介護の連携がますます必要になっています．

　すべての国民がそれぞれの地域において質の高い医療・介護サービスを必要に応じて受けることのできる体制を確保していく観点から，医療・介護ニーズの変化やデジタル技術の著しい進展に対応した医療・介護サービス提供体制の改革を進めていく必要があります．

　一方，すでに減少している生産年齢人口は，2025 年以降さらに減少が加速します．この生産年齢人口の減少および急激な高齢化の進行は都道府県や二次医療圏単位でみると地域ごとに異なります．よって，地域の実情に合わせて医療および介護提供体制の確保を図っていくことが大切です．

　日本の平均寿命が60歳代であった社会における医療は，救命・延命・治療・社会

復帰を前提とした「病院完結型医療」でした．しかし，平均寿命が男性は80歳近く，女性では86歳を超えている現在では，慢性疾患や複数の疾病を抱えるなどの特徴をもつ高齢期の患者が中心であるため，求められるものは完治ではなく，病気と一生共存しながらQOLの維持・向上を目指す医療に変化しています．

国は，患者が住み慣れた地域や自宅で生活できる医療や地域全体で治し支える「地域完結型の医療」に向けた整備をさらに進めています．地域完結型の医療では病状に合った医療施設や介護施設，さらに在宅へと患者は移動します．この移動は患者のQOLを維持し，家族の不安を緩和できるものでなければなりません．高度急性期から在宅への一連の流れを滞ることなく行われる体制をつくり，病院・施設・介護事業所などをネットワーク化する必要があります．また，在宅医療等を充実させ，医療従事者の確保等の施策を実行することが重要になります．

国はこのようなシステムを「地域包括ケアシステム」としておおむね30分以内に必要なサービスが提供される日常生活圏域（具体的には中学校区）を単位として想定しています（**図4**）．

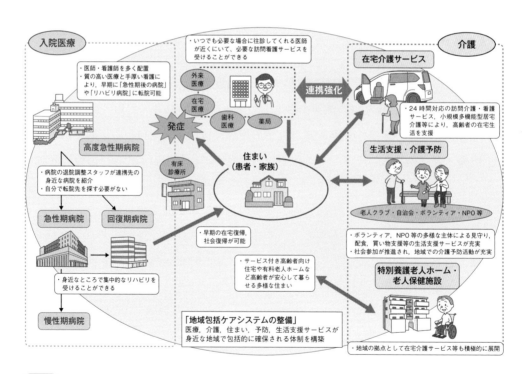

図4 あるべき医療介護提供体制の構想（地域包括ケアシステム）

厚生労働省：全国厚生労働関係部局長会議資料（厚生分科会），2016より引用
https://www.mhlw.go.jp/topics/2016/01/dl/tp0115-1-03-01p.pdf

2. 地域医療構想とは

　今後の人口減少や高齢化に伴う医療ニーズの質・量の変化や労働力人口の減少を見据えて提供できる体制を構築するためには，医療機関の機能分化と連携を進めていくことが必要です．地域医療構想は，病床機能報告制度（p17）からの情報に加え，地域の医療や人口などに関する統計を活用し，主に「2025年の医療需要（入院・外来別，疾患別患者数など）」「2025年に目指すべき医療提供体制（構想区域＜2次医療圏＞ごとの医療機能別を進めるための施設設備，医療従事者の確保・養成など）」を構想区域ごとに推計するものです（図5）．

　各地域では現状と今後の方向性を毎年10月に実施される病床機能報告によって，見える化し，地域医療構想の推進のために協議（地域医療構想調整会議）を行います（表1）．

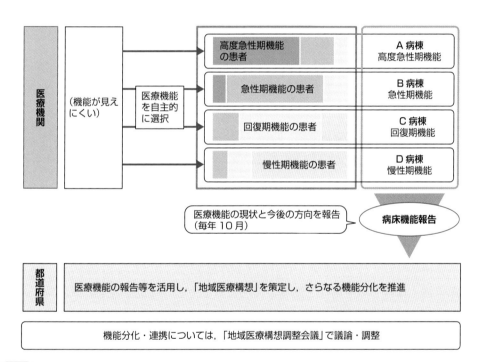

図5　**地域医療構想について**

厚生労働省：地域医療構想の基本的な進め方について，2018 より引用
https://www.mhlw.go.jp/content/10800000/000711472.pdf

表1 地域医療構想調整会議

参加者の範囲	医師会，歯科医師会，薬剤師会，看護協会，病院団体，医療保険者，市町村等幅広い関係者
協議事項	1）地域の病院・有床診療所が担うべき病床機能に関する協議 2）病床機能報告制度による情報等の共有 3）都道府県計画に盛り込む事業に関する協議 4）その他の地域医療構想の達成の推進に関する協議
公表	・地域住民等に対する協議の透明性のために患者情報や医療機関の経営に関する情報を扱う場合等は非公開 ・その他の場合は公開 ・協議の内容・結果については原則周知・広報する

厚生労働省：地域医療構想の基本的な進め方について，2018 より引用
https://www.mhlw.go.jp/content/10800000/000711472.pdf

3. 病院・病床の機能分化を進める

　2013年の社会保障改革プログラム法の成立後，順次個別法の改正や診療報酬，介護報酬改正によって，病院・病床の機能分化が進められています．日本では，人口あたりの病床数が諸外国と比較すると多く，病床の機能分化が十分であるとは言えず，また地域によっては必要な医療サービスが不足している面があることが以前から指摘されています．

　そこで，病床の急性期医療を中心に人的・物的資源を集中投入し，後に引き継ぐ回復期医療や介護機能の充実によって，相対的に入院期間をできるだけ短くして，早期の自宅復帰・社会復帰という一連の流れの確立が必須であるとして，さらなる改革が進められています．

　特に，2025年までの医療・介護機能の再編に向けては医療と介護の提供体制を総合的に確保していくための施策が行われています．

　病床の機能は難しい手術など高度な医療に対応する「高度急性期」「急性期」，リハビリテーションなどを実施する「回復期」，高齢者の長期療養の場を提供する「慢性期」に区分しています（**表2**）．全都道府県の病床数のデータからは，将来余剰となる高度急性期，急性期を削減して，将来不足する回復期を充実させること，将来余剰となる慢性期を削減してその受け皿として在宅医療を充実させるというのが将来の医療・介護の方向性です．

　2025年の医療需要および各医療機能の必要量の推計は，医療機能（高度急性期機能・急性期機能・回復期機能・慢性期機能）ごとに医療需要（1日あたりの入院患者延べ数）を算出し，それを病床稼働率で割り戻して病床必要量を推計します（**図6**）．

表2 4つの医療機能

医療機能の名称	医療機能の内容
高度急性期機能	・急性期の患者に対し，状態の早期安定化に向けて，診療密度が特に高い医療を提供する機能 ※高度急性期機能に該当すると考えられる病棟の例 　救命救急病棟，集中治療室，ハイケアユニット，新生児集中治療室，新生児治療回復室，小児集中治療室，総合周産期集中治療室であるなど，急性期の患者に対して診療密度が特に高い医療を提供する病棟
急性期機能	・急性期の患者に対し，状態の早期安定化に向けて，医療を提供する機能
回復期機能	・急性期を経過した患者への在宅復帰に向けた医療やリハビリテーションを提供する機能 ・特に，急性期を経過した脳血管疾患や大腿骨頸部骨折等の患者に対し，ADLの向上や在宅復帰を目的としたリハビリテーションを集中的に提供する機能（回復期リハビリテーション機能）
慢性期機能	・長期にわたり療養が必要な患者を入院させる機能 ・長期にわたり療養が必要な重度の障害者（重度の意識障害者を含む），筋ジストロフィー患者又は難病患者等を入院させる機能

厚生労働省：平成27年度 病床機能報告 報告マニュアル，2015より引用
https://www.mhlw.go.jp/seisakunitsuite/bunya/kenkou_iryou/iryou/byousyoukinou/dl/h27_houkoku_manual.pdf

・地域医療構想は，都道府県が構想区域（原則，二次医療圏）単位で策定．よって，将来の医療需要や病床の必要量についても，国が示す方法に基づき，都道府県が推計
・医療機能（高度急性期機能・急性期機能・回復期機能・慢性期機能）ごとに，医療需要（1日あたりの入院患者延べ数）を算出．それを病床稼働率で割り戻し，病床の必要量を推計

都道府県が構想区域ごとに推計

医療機能	2025年の医療需要
高度急性期機能	○○○○人／日
急性期機能	□□□□人／日
回復期機能	△△△△人／日
慢性期機能	▽▽▽▽人／日

病床稼働率で割り戻し，病床数に変換

・高度急性期 75%
・急性期 78%
・回復期 90%
・慢性期 92%

医療機能	2025年の病床数の必要量
高度急性期機能	●●●●床
急性期機能	■■■■床
回復期機能	▲▲▲▲床
慢性期機能	▼▼▼▼床

・推計にあたり，できる限り，患者の状態や診療の実態を勘案できるよう，ナショナルデータベースのレセプトデータやDPCデータを分析する
・具体的には，患者に対して行われた診療行為を，診療報酬の出来高点数で換算した値（医療資源投入量）の多寡を見ていく
・その他，推計にあたっては，入院受療率等の地域差や患者の流出入を考慮の対象とする

図6 2025年の医療需要および各医療機能の必要量の推計の考え方

DPC：Diagnosis（診断）Procedure（手順）Combination（組み合わせ）の略
厚生労働省：地域医療構想の基本的な進め方について，2018より引用
https://www.mhlw.go.jp/content/10800000/000711472.pdf

4. 新たな病床機能の再編支援「地域医療介護総合確保基金」

　このような病院・病床の機能分化を図るためには，地域によっては病院の統合による病床削減に取り組む必要があります．その際の財政支援が「地域医療介護総合確保基金」です（図7）．

　「地域医療介護総合確保基金」とは病床の機能分化・連携，在宅医療・介護の推進，医療・介護従事者の確保・勤務環境の改善等の「効率的かつ質の高い医療提供体制の構築」と「地域包括ケアシステムの構築」に向けて，平成26年度から消費税増収分等を活用した財政支援制度です．各都道府県は都道府県計画を策定し，その計画に基づいて事業を実施しています．

　たとえば，病床を削減した病院等に対しては，削減1床あたり，病床稼働率に応じた額を交付します．また，病院の統合に伴って病床削減を行う場合には，関係病院全体で削減病床1床あたり，病床稼働率に応じた額を病院全体に交付します．これらの財政支援を行うことによって機能分化を進めていこうという施策です（図8）．

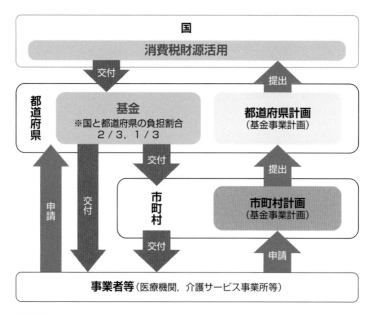

図7　地域医療介護総合確保基金の概要

厚生労働省：地域医療介護総合確保基金，2023 より引用
https://www.mhlw.go.jp/content/12400000/001031229.pdf

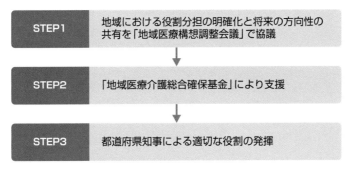

STEP1	地域における役割分担の明確化と将来の方向性の共有を「地域医療構想調整会議」で協議
STEP2	「地域医療介護総合確保基金」により支援
STEP3	都道府県知事による適切な役割の発揮

図8 地域医療構想の実現プロセス

厚生労働省：地域医療構想の基本的な進め方について，2018 より引用
https://www.mhlw.go.jp/content/10800000/000711472.pdf

5．地域に目を向ける必要性

　介護保険事業計画は2024年から第9期計画が始まります．介護保険事業計画とは，介護保険給付の円滑な実施のために3年間を1期として策定されるものです．国の基本指針に基づき，市町村は各年度における種類ごとのサービス料の見込みや各年度におけるグループホームなどの必要定員総数の算定，各年度における地域支援事業（介護予防事業）の量の見込みなどを策定します．また，都道府県は，市町村の計画をふまえて介護サービス料の見込みの算出や，介護施設の必要定員数などを策定します．

　さらに，医療・介護サービスが一体的に提供されるためには，そこにかかわるサービス提供者間，サービス提供者と行政間の連携とケアマネジメントが重要になります．地域包括支援センターは，地域ケア会議の開催，地域の医師などの民間の主催者を支援する地域支援ネットワークの構築，地域の課題の把握のために，多職種が集まる地域包括支援センターレベルでの会議の開催などの役割を担います．

　看護師長は，病院内，病棟内や外来だけではなく地域にも目を向ける必要があります．地域の病院や診療所だけでなく，訪問看護事業所，介護サービス事業所など入退院時の受け皿として連携は不可欠です．そのための情報収集として看護師の地域ケア会議への参加，認定看護師や専門看護師による地域での貢献についてのサポートなども考える必要があります．

病棟内，病院内プラス「地域」にも目を向ける

　各都道府県は病床機能報告制度を活用して「地域医療構想」を策定します．病床機能報告制度とは，有床診療所を含む各医療機関が毎年，病棟単位で医療機能の「現状」と「今後の方向」を自ら1つ選択して都道府県に報告する制度です．

報告する事項は，各病棟が担う医療機能と構造設備・人員配置等に関する項目と具体的な医療の内容に関する項目です（**表3**）．

たとえば，地域内での急性期病床の供給が過多であると都道府県が判断した場合には，協議の場で検討しなければなりません．協議がまとまらない場合には都道府県は「医療法に定められている行使を含めた役割」を適切に発揮して病床機能の変更等を求められる可能性もあります．また，非稼働病棟における再稼働の見込みについては，医療従事者の確保の具体的な見込みなど詳細な検討がなされます．そのうえで病床過剰地域においては，都道府県が医療法に基づいて非稼働病床の削減命令や要請を行います．

表3 構造設備・人員配置等に関する項目

項目例
許可病床数
稼働病床数
算定する入院基本料・特定入院料
看護師数，准看護師数，看護補助者数，助産師数等
主とする診療科
新規入棟患者数，在棟患者延べ数，退棟患者数等
入棟前の場所別の新規入棟患者数，退棟先の場所別の退棟患者数等

厚生労働省：平成 27 年度 病床機能報告 報告マニュアル，2015 より引用
https://www.mhlw.go.jp/seisakunitsuite/bunya/kenkou_iryou/iryou/
byousyoukinou/dl/h27_houkoku_manual.pdf

第8次医療計画等に関する意見のとりまとめ[1] によると，地域医療構想について以下の意見が取りまとめられています．

「地域医療構想は医療計画の一部として位置付けられている．（中略）具体的には毎年度対応方針の策定率を目標としてPDCAサイクルを通じて地域医療構想を推進することとし，対応方針の策定率と地域医療構想調整会議における資料や議事録など協議の実施状況をわかりやすく公表することとする．さらに，病床機能報告上の病床数と将来の病床数の必要量について，データの特性だけでは説明できないほどの差が生じている構想区域について，その要因の分析及び評価を行い，その結果を公表するとともに適正な病床機能報告に基づき，当該構想区域の地域医療構想調整会議の意見を踏まえ，病床がすべて稼働していない病棟等への対応など必要な方策を講じることと

する」

　医療法の改正により，地域医療構想における都道府県の権限を強化しています．自病院のその医療地域での役割を客観的なデータに基づいてしっかりととらえることが必須となってきていますし，地域内の連携と調整も重要です．

　現在の地域医療構想は2025年までの取り組みとして進められていますが，第8次医療計画の期間内に2025年を迎えるため，その後の地域医療構想の取り組みを継続することも検討されています（図9，10）．

検討のスケジュールのイメージ

	2022 年度	2023 年度	2024 年度	2025 年度	2026 年度
新しい地域医療構想の検討・取組		国における検討・制度的対応		都道府県における策定作業	新たな構想に基づく取組
現行の地域医療構想の取組	構想に基づく取組				

全世代型社会保障構築会議　議論の中間整理（令和4年5月17日）

医療・介護・福祉サービス

　今後のさらなる高齢化の進展とサービス提供人材の不足等を踏まえると，医療・介護提供体制の改革や社会保障制度基盤の強化の取組は必須である．まずは，「地域完結型」の医療・介護提供体制の構築に向け，地域医療構想の推進，地域医療連携推進法人の活用，地域包括ケアシステムの整備などを，都道府県のガバナンス強化など関連する医療保険制度等の改革と併せて，これまでの骨太の方針や改革工程表に沿って着実に進めていくべきである．

　加えて，今回のコロナ禍により，かかりつけ医機能などの地域医療の機能が十分作動せず総合病院に大きな負担がかかるなどの課題に直面した．かかりつけ医機能が発揮される制度整備を含め，機能分化と連携を一層重視した医療・介護提供体制等の国民目線での改革を進めるべきである．

　2025年までの取組となっている地域医療構想については，第8次医療計画（2024年〜）の策定とあわせて，病院のみならずかかりつけ医機能や在宅医療等を対象に取り込み，しっかり議論を進めたうえで，さらに生産年齢人口の減少が加速していく2040年に向けたバージョンアップを行う必要がある．

図9　2025年以降における地域医療構想

・地域医療構想については，これまでもPDCAサイクルや都道府県の責務の明確化による取組の推進を行ってきており，現在の2025年までの取組を着実に進めるために，PDCAも含め責務の明確化による取組の強化を図っていく
・さらに，2025年以降についても，今後，高齢者人口がピークを迎えて減少に転ずる2040年頃を視野に入れつつ，コロナ禍で顕在化した課題を含め，中長期的課題について整理し，新たな地域医療構想を策定する必要がある．そのため，現在の取組を進めつつ，新たな地域医療構想の策定に向けた課題整理・検討を行っていく

厚生労働省：地域医療構想の推進について，2022より引用
https://www.mhlw.go.jp/content/12601000/001016976.pdf

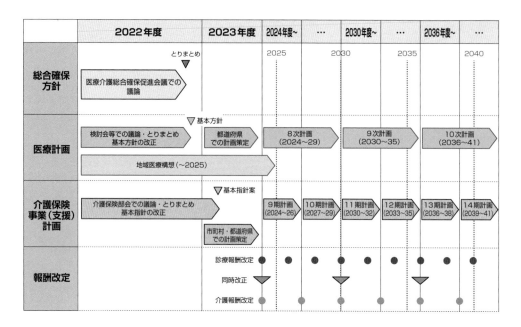

図10 スケジュール（介護事業計画，医療計画等）

厚生労働省：基本指針について（参考資料），2023 より引用
https://www.mhlw.go.jp/content/12300000/001063201.pdf

看護管理者として必要な視点

　みなさんの病院や施設では地域でどのような役割を担っているのかを理解する必要があります．そのためには，都道府県が公表しているデータに基づき，自病院施設の医療ニーズを踏まえたうえで，同じ二次医療圏内の病院施設の情報を収集し連携をとっていくことが必要となります．病院あるいは病棟内にとどまるのではなく，地域での自病院の役割を果たせるように検討することが必要となります．

在宅医療

　地域包括ケアシステムを推進するためには，在宅医療を強化していくことが必要です．国は在宅医療・介護を推進するための予算対応や制度的対応，診療報酬・介護報酬での評価を行っています．

　たとえば，地域の医療機関では，定期的な訪問診療を実施し，在宅療養支援病院や有床診療所では急変時には一時的に入院を受け入れます．そして，訪問看護事業所は，医療機関と連携し，服薬管理や点眼，褥瘡の予防，浣腸などの看護ケアを実施します．

　これらの事業所や医療機関が連携し，多職種協働によって，在宅医療・介護を一体的に提供できる体制を構築するため，市町村が医師会などとの緊密な連携，地域の関係機関との連携を図る体制整備を進めています（図11，12）．

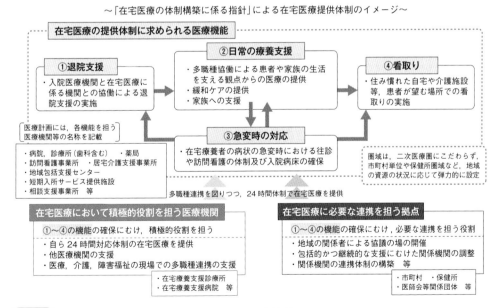

図11　在宅医療の提供体制に求められる医療機能

・在宅医療の体制については，都道府県が策定する医療計画に，地域の実情を踏まえた課題や施策等を記載
・国は「在宅医療の体制構築に係る指針」を提示し，都道府県が確保すべき機能等を示している
厚生労働省：在宅医療について，2022 より引用
https://www.mhlw.go.jp/content/10800000/000909712.pdf

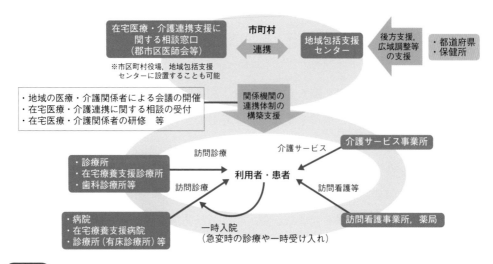

図12 在宅医療と介護の連携

厚生労働省：在宅医療・介護連携推進事業の手引き Ver.3，2020 より引用
https://www.mhlw.go.jp/content/12400000/000666660.pdf

　とくに訪問看護は，在宅医療の要として，利用者が安心して24時間対応等が受けられる体制の整備が行われており，ターミナルケアの実施や重症児の受け入れを積極的に行う機能強化型の訪問看護ステーションを増やそうとしています．

　さらに，訪問看護の質の向上として専門性の高い看護師による専門的な管理の評価を推進しています．また，医療ニーズの高い患者が在宅で療養するためにも訪問看護の役割は重要です．2022年の診療報酬改定では，医療ニーズの高い利用者の退院支援の見直しや退院日のターミナルケアの見直しなどもなされています．

　2020年に訪問看護事業所は1万3,000を超えており，訪問看護ステーションに従事する看護職員数は10万人を超えました

　しかし，2025年には訪問看護師は約12万人の需要が見込まれています．これを受けて，公益社団法人日本看護協会，一般社団法人全国訪問看護事業協会，公益財団法人日本訪問看護財団の3団体は「訪問看護アクションプラン2025」を策定して訪問看護の量的拡大や質の向上に取り組んでいます．

医療供給制度

1. 医師・看護師等の人的資源の確保について

　日本の医療施設に従事する医師の長時間労働が問題となっています．医師の健康への影響や過労死などが懸念される現状を変える必要があります．そのため，国は医師の働き方改革を推進しています．

　看護職員については2019年に看護職員の将来の需要について推計されています（図13）．2025年における看護職員の需要は188万〜202万人とされています．一方，同年における供給推計は175万〜182万人程度と見込まれています．つまり，約6万〜20万人程度の不足が予測されており，特に，関東や関西では看護職員不足が大きいと予測されています（図14）．

　そのための対策として新規養成・復職支援・定着促進が検討されています．

　新規養成として，学生時代から地域のなかでさまざまな施設において職場体験が可能となるようなインターンシップなどの支援，厚生労働省ホームページ内の「看護職のキャリアや働き方支援サイト」や中央ナースセンターが運営する「看護職の多様なキャリアと働き方応援サイト　ナースストリート」の周知，活用の促進を行っていきます．

　復職支援としては，ナースセンター・ハローワーク連携事業による看護職員確保のさらなる推進に向けた都道府県労働局およびハローワーク，ナースセンターへの好事例の周知，相談の質を高めるため，ナースセンター相談員がキャリアコンサルティングの専門知識や技術を習得するための支援などを行っていきます．

　定着促進は，交替制勤務の看護職員に適した勤務間インターバル制度など，労働時間・勤務環境改善に関する研究，医療施設における暴力・ハラスメントの実態調査の実施と課題の明確化，看護補助者との協働のあり方・活用，夜勤への対応などに関する看護管理者，看護職員への研修の推進等の施策が行われます．

　また，領域・地域別偏在の調整や訪問看護や介護分野における看護ニーズの増加に伴う看護職員の不足や，年齢階級の上昇に伴う訪問看護事業所や介護保険施設等への転職が増えますが，想像と現実のギャップによって早期退職者が多いという実情があります．

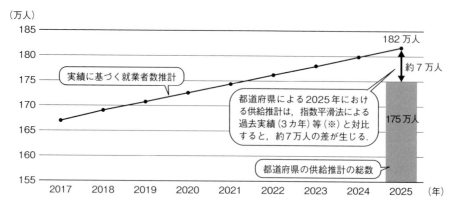

看護課調べ【単位：千人】

	2007年	2008年	2009年	2010年	2011年	2012年	2013年	2014年	2015年	2016年	2017年
看護職員就業者数の推移	1,370	1,397	1,434	1,470	1,496	1,538	1,572	1,603	1,634	1,660	1,671
前年との比較増減	37	27	36	37	25	42	34	31	31	26	11

(参考)
本年9月に公表された衛生行政報告例の2018年末現在と前回（2016年末）を比較すると，看護職員数は合計で約5.3万人の増であり1年あたりは2.7万人の増となっている．差が生じた要因として，都道府県の供給推計には，ワーク・ライフ・バランス改善による離職率の低下等が反映されていないことなどが考えられる．

図13　看護職員の就業者数推計

※ 2017年における看護職員就業者数（看護課調べ）を基に直近3か年分の伸び率（指数平滑法）を乗じて得られる令和7（2025）年の推計値
厚生労働省：医療従事者の需給に関する検討会看護職員需給分科会中間とりまとめ（概要），2019より引用
https://www.mhlw.go.jp/content/10805000/000567573.pdf

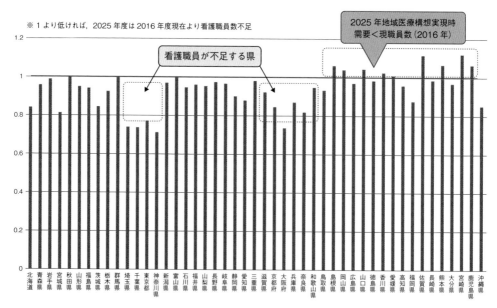

図14　都道府県別の需給推計結果（2016年度と2025年度の比較）

・都道府県別でみた場合，都心部や東北地方では依然として都道府県内全体として看護職員需要数が供給のそれを上回り，看護職員不足となる
・一方で，一部の都道府県において2016年時点でその県における看護職員総数より需要が少ない推計結果となるところも生じている
厚生労働省：医療従事者の需給に関する検討会看護職員需給分科会中間とりまとめ（概要），2019より引用
https://www.mhlw.go.jp/content/10805000/000567573.pdf

それらを解消することも大切です．そのために必要な研修の充実や「地域に必要な看護職の確保推進事業」の全国展開のための施策も必要です．そして，地域による看護職員の偏在や地域の特色によって不足の状況も異なることから都道府県における看護行政も重要となります．

第1部　看護管理者に必要な知識と実践のポイント

看護師等の届出制度「とどけるん」
URL https://todokerun.nurse-center.net./todokerun/

2. チーム医療の推進

医師・看護師の不足を補うために，国は，医療職種がそれぞれの専門性を活かして，チームとして医療を行うチーム医療の確立を目指しています．このチーム医療を推進するために，医療職種の業務範囲や業務の実施体制を見直す施策が実施されてきました．

看護師についても，2014年7月に保健師助産師看護師法が改正され，看護師の特定行為に係る研修制度が創設されました．この研修制度は，看護職が「診療の補助」の範囲で行える医行為のうち，技術や判断の難易度が高いものを「特定行為」とし，厚生労働省の指定研修を修了した看護師が医師からの「包括的指示」の下で一定の裁量を持って特定行為が実施できるという制度です．特定行為を実施する際には図15の流れに従って行われます．特定行為は現在38の行為が認められています（表4）．

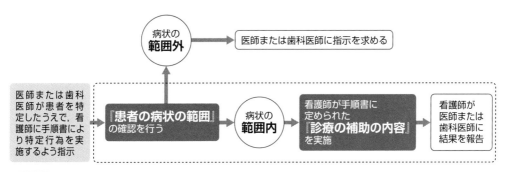

図15　特定行為を実施する際の流れ
厚生労働省：看護師の特定行為に係る研修制度に関するリーフレットを参考に作成
https://www.mhlw.go.jp/stf/seisakunitsuite/bunya/0000089838.html

表4　38の特定行為

1. 経口用気管チューブまたは経鼻用気管チューブの位置の調整
2. 侵襲的陽圧換気の設定の変更
3. 非侵襲的陽圧換気の設定の変更
4. 人工呼吸管理がなされている者に対する鎮静薬の投与量の調整
5. 人工呼吸器からの離脱
6. 気管カニューレの交換
7. 一時的ペースメーカの操作および管理
8. 一時的ペースメーカリードの抜去
9. 経皮的心肺補助装置の操作および管理
10. 大動脈内バルーンパンピングからの離脱を行うときの補助の頻度の調整
11. 心嚢ドレーンの抜去
12. 低圧胸腔内持続吸引器の吸引圧の設定およびその変更
13. 胸腔ドレーンの抜去
14. 腹腔ドレーンの抜去(腹腔内に留置された穿刺針の抜針を含む)
15. 胃ろうカテーテルもしくは腸ろうカテーテルまたは胃ろうボタンの交換
16. 膀胱ろうカテーテルの交換
17. 中心静脈カテーテルの抜去
18. 末梢留置型中心静脈注射用カテーテルの挿入
19. 褥瘡または慢性創傷の治療における血流のない壊死組織の除去
20. 創傷に対する陰圧閉鎖療法
21. 創部ドレーンの抜去
22. 直接動脈穿刺法による採血
23. 橈骨動脈ラインの確保
24. 急性血液浄化療法における血液透析器または血液透析濾過器の操作および管理
25. 持続点滴中の高カロリー輸液の投与量の調整
26. 脱水症状に対する輸液による補正
27. 感染徴候がある者に対する薬剤の臨時の投与
28. インスリンの投与量の調整
29. 硬膜外カテーテルによる鎮痛剤の投与および投与量の調整
30. 持続点滴中のカテコラミンの投与量の調整
31. 持続点滴中のナトリウム, カリウムまたはクロールの投与量の調整
32. 持続点滴中の降圧剤の投与量の調整
33. 持続点滴中の糖質輸液または電解質輸液の投与量の調整
34. 持続点滴中の利尿剤の投与量の調整
35. 抗けいれん剤の臨時の投与
36. 抗精神病薬の臨時の投与
37. 抗不安薬の臨時の投与
38. 抗癌剤その他の薬剤が血管外に漏出したときのステロイド薬の局所注射および投与量の調整

厚生労働省:「特定行為とは」より引用
https://www.mhlw.go.jp/stf/seisakunitsuite/bunya/0000050325.html

このような看護師が働くことで，患者のニーズや病状にタイムリーに対応でき，患者の満足度を向上させるだけでなく，重度化予防や合併症予防にもつながると考えられています．看護師長は自病院の看護職員の需給状態を予測しながら，病院の方針に基づき，特定行為のできる看護職の養成や活用などについて考える必要があります．

（太田 加世）

引用・参考文献

1) 厚生労働省第8次医療計画等に関する検討会：第8次医療計画等に関する意見のとりまとめ，p7，令和4年12月28日
https://www.mhlw.go.jp/content/001055132.pdf より 2023 年 8 月 11 日検索

2 病院・施設の管理

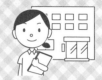

> **KEY WORDS**
> ● 設備管理　● 安全管理　● 医療安全　● 情報管理
> ● アウトカムの管理　● アウトカム指標

　病院・施設の管理を考えるとき，経営・運営における重要な視点に「安全な施設環境・療養環境を整える」ということがあります．本項では，看護管理者が把握しておかなくてはならない病院・施設にかかわる基本的な事項（設備管理・安全管理・情報管理・アウトカムの管理）について説明します．

設備管理

　経営における資源の基本は，「人」「もの」「金」「情報」「文化」で，ここでの「もの」とは，医療機器や医薬品，医療材料，建物などであり，それらが経営資源において「もの」と定義されます．

　医療機器は高額で日々進歩しており，さらに病院・施設では，医薬品や医療材料をはじめとして，水なども大量に消費しています．建物についても高度な設備を備え，空調管理や細菌などの管理が各エリアで可能になっています．

　看護管理者は，設備をはじめとする「もの」に関する自施設の現状を，それぞれの観点から把握しておくことが必要です．

　病院・施設の設備管理とは，**病院・施設のレイアウトや空調・日常清掃など，多岐にわたる施設環境全般を管理すること**を言います．安全な施設環境・療養環境とは，患者にとっても，医療従事者にとっても，快適で清潔な環境のことです．看護管理者はそのような環境に整備する必要があります．環境を整備することは，医療関連感染を防ぐことだけでなく，診療効率をあげて治療を促進することにも影響を与えることができます．

　設備管理の視点から見た快適な環境とは，正常な空気が供給され，温度・湿度が制御されている状態，床などに目に見える汚染のない清潔な環境を指し，水・空調・清掃・ゾーニング・リネン・廃棄物・食事などさまざまな領域が含まれます．

1. 水供給の管理

　定期的な水質検査の実施により，安全な水を供給することが必要です．水に関する感染事例として，汚染した飲料水による食中毒，汚染されたエアゾル吸入や誤嚥などによる経気道感染などが問題となった例があります．このような事例を未然に防ぐためには定期的に冷却塔・冷却水や給水給湯設備の点検・メンテナンスを行う必要があります．

2. 空調の管理

　空調は，快適な環境と医療効率に影響を与える要素の1つです．そのため，**空気清浄度を基本とした病院内のゾーニングを設定し，清浄度クラスに基づいて適切な換気を行う必要があります**（表1）．

　また，空調システムの確認については，陰圧によって空調が管理されている場所では計器による圧の確認，日常的な管理として肉眼的指標による確認，さらにフィルターの定期交換などが行われます．一般病室についてはまず空気の停滞の有無を確認して，さらに給気口・排気口の確認，部屋のサイズによる換気システムの現状の確認や，エアコンフィルターなどの定期的な交換を行います．

表1　病院の清浄度クラスと換気条件

クラス	名称	該当病室（例）	換気量（回/h）	外気量（回/h）	室内圧	フィルター効率
Ⅰ	高度清潔区域	バイオクリーン手術室 易感染患者用病室	－ 15	5 2	陽圧	99.97%
Ⅱ	清潔区域	一般手術室	15	3	陽圧	98%以上
Ⅲ	準清潔区域	未熟児室 血管造影室 集中治療室	10 15 6	2 2 2	陽圧	95%以上
Ⅳ	一般清潔区域	一般病室 手術部回復室	6 6	2 2	等圧	90%以上
Ⅴ	汚染管理区域	感染症用隔離病室	12	2	陰圧	90%以上
	拡散防止区域	汚物処理室 患者用便所	10	－	陰圧	－

一般社団法人日本医療福祉設備協会 規格・指針委員会：3. 室内環境. 病院設備設計ガイドライン（空調設備編）HEAS-02-2022, p20, 一般社団法人日本医療福祉設備協会, 2022 を参考に作成

3．清掃の管理

　患者へ快適で清潔な医療環境を提供するために，清掃には大きな役割があり，主に環境汚染の拡散防止および医療関連感染の防止に役立ちます．

　感染経路を遮断するための清掃においては清掃作業員が，「標準予防策」「経路別予防策」の基本を理解し，清掃業務を実施することが重要になってきます．そのためには委託業者などへの管理監督指示を徹底することが必要です（**表2**）．

表2　委託業者への注意点と評価・教育

注意点	評価・教育
・正しい手洗い方法 ・廃棄物の分別と処理方法 ・清掃用具の使用と管理 ・清掃作業手順	・清掃点検評価による確認 ・ICTラウンドによる客観的評価 ・ICTによる清掃業者への教育

4．リネン類の管理

　医療環境においては，患者へ清潔なリネンの提供を行い，医療関連感染の防止に努める必要があります．洗濯委託業者による製品検査，たとえば寝具・リネンに分けて製品の菌検査を実施しているでしょうか．また洗濯機については週1回の頻度で全体的に清掃を行い，さらに年1～2回の洗浄・消毒を実施しているかなどの確認を必ず行いましょう．

5．廃棄物処理の管理

　環境省より，感染性廃棄物処理法に基づく「感染性廃棄物処理マニュアル」が通達されています．たとえば，川崎市ではこのマニュアルに基づき「医療系廃棄物適正管理の手引き」が通達されており，各施設はそれらに則って廃棄物の分別を行わなければならないとされています．

　とくに感染性廃棄物については，ほかの廃棄物とは区別して専用の容器による管理を行い，さらに感染性廃棄物を院外に出すまでの管理も必要となります．感染性廃棄物の処理は委託業者へ委譲していることが多いのですが，委託者である医療施設としては適切に廃棄できているかを確認する義務があります．

6. 食事の管理

　大型調理器具における集団食中毒のリスクについて記載された「大量調理施設衛生管理マニュアル」(厚生労働省) があります．日頃から食中毒の発生を念頭におき，複数の患者の悪心・嘔吐，下痢や腹痛などの症状に注意し，時間の経過を追って観察することが必要な場合もあります．

＊

　これらは設備管理の一部ですが，病院・施設の管理では，誰に対する安全の確保なのかも考える必要があります．もちろん患者への安全が第一ですが，患者家族・面会者・医療従事者・学生・来訪者など，その対象は幅広く考えなくてはなりません．

　日本医療機能評価機構による病院機能評価の機能種別版評価項目には，療養環境の整備という観点から**表3**のような評価項目が含まれています．この項目を参考に自施設の環境をチェックしてみるのもよいでしょう．

表3　病院機能評価の「療養環境の整備と利便性」と「施設・設備管理」に関する評価項目

療養環境の整備と利便性
・患者・面会者の利便性・快適性に配慮している ・高齢者・障害者に配慮した施設・設備となっている ・療養環境を整備している ・受動喫煙を防止している
施設・設備管理
・施設・設備を適切に管理している ・物品管理を適切に行っている

日本医療機能評価機構：一般病院2＜3rdG：Ver.1.1＞追補版．病院機能評価 機能種別版評価項目 解説集，2015を参考に作成

安全管理

　安全管理は，医療の質を考える上で重要かつ基本的な要素です．安全管理が不十分であれば，どれほど水準の高い医療技術を持っていたとしても，最終的に患者満足を得ることはできません．また，医療施設の社会的責任を果たし，患者や住民の満足を得る活動結果を示すためにも，安全管理は基本的かつ最も重要な取り組みであると言えます．

　ひとたび医療事故が起きるような事態になれば，患者の信頼を損なうのはもちろんのこと，医療施設は経済的・時間的に多大な損害を被ることになり，その影響ははか

り知れません. 安全管理に関しては, 日本医療機能評価機構による病院機能評価の項目にも, 安全管理に関する項目が多く含まれています（表4）.

安全管理には, 医療安全つまり「医療事故防止」および「院内感染防止」があります. 以下に, 医療施設で注意すべきポイントと対策について述べます.

表4 病院機能評価の「安全管理」に関する評価項目

患者の安全確保に向けた取り組み
・安全確保に向けた体制が確立している
・安全確保に向けた情報収集と検討を行っている
診療・ケアにおける質と安全の確保
・患者・部位・検体などの誤認防止対策を実践している
・薬剤の安全な使用に向けた対策を実施している
・転倒・転落防止対策を実施している
・医療関連感染を制御するための活動を実施している

日本医療機能評価機構：一般病院2＜3rdG：Ver.1.1＞追補版. 病院機能評価 機能種別版評価項目 解説集, 2015 を参考に作成

1. 医療事故防止（リスクマネジメント）

医療事故を防ぐには各医療従事者の注意や努力が必要なことは当然ですが, それだけでは限界があり, 組織として取り組む必要があります.

リスクマネジメントには, リスクの「把握」「分析」「対応」「評価」というプロセスの繰り返しが重要となってきます（図1）.

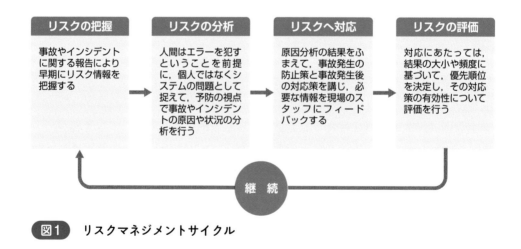

図1 リスクマネジメントサイクル

また医療安全管理の構成要素として，「新医師臨床研修制度における指導ガイドライン」の安全管理において，「安全に働く」という項目があげられており，以下の5つの具体策が奨励されています.

1. チーム医療を実践し，リーダーシップを発揮する
2. ヒューマンファクター（人間工学）を理解する
3. 組織の複雑性を理解する
4. 継続的医療を提供する
5. 疲労とストレスを管理する

さらに医療安全管理体制の確保について，「医療安全推進総合対策〜医療事故を未然に防止するために〜」(厚生労働省) の取りまとめの中で，医療安全の確保にあたっての課題と解決方策としての，医療機関における安全対策，医薬品・医療用具などの安全性の向上，医療安全に関する教育研修，医療安全を推進するための環境整備などについて述べています（表5）.

表5　医療安全の確保にあたっての課題と解決方策

1. 医療機関における安全対策
2. 医薬品・医療用具等に係る安全性の向上
3. 医療安全に関する教育研修
4. 医療安全を推進するための環境整備等

医療安全の確保にあたっての課題と解決方策：医療安全対策検討会議報告書〜医療安全推進総合対策〜医療事故を未然に防止するために〜
https://www.mhlw.go.jp/topics/2001/0110/tp1030-1y.html を参考に作成

また，2002（平成 14）年度の診療報酬改定において，医療安全管理体制の整備や褥瘡対策が行われていない場合には，入院基本料などから減算されるしくみが導入されました. このことは，医療安全管理体制が重要であることのあらわれでしょう.

ここで，医療事故防止のために活用できる分析手法「SHEL モデル」を紹介します.「SHEL モデル」とは航空業界で開発され，当事者である人間（Liveware）を中心に，「ソフトウェア（Software）」「ハードウェア（Hardware）」「環境（Environment）」「当事者以外の人間（Liveware）」の相互関係に注目して分析する手法です.**表6**は「SHEL モデル」を用いた分析事例です.

表6 SHELモデルを用いた分析例

	要因	対応策
ソフトウェア	・必要時すぐ使用できるように業務の効率化を図るため，事前に作り置きし，同じ注射器に入った注射薬と消毒薬を一緒に保冷庫に保管する慣習があった ・注射器に貼ったラベルだけの識別方法であった	・事前に作り置きしないことをマニュアルに盛り込む ・薬剤は，使用する直前に使う看護師が自分で準備し，すぐ使用する
ハードウェア	・処置用消毒薬と注射薬の注入接続部位が同じサイズで誤認すると注入可能であった ・消毒薬の計量に便利な器具として，注射器を利用していた ・消毒薬と注射薬を用意する作業台が同じであった	・医療機器メーカーに働きかけ，誤認しても注入できない製品の開発を依頼する ・消毒薬の計量に注射器を使用しない．ピペット，メスシリンダーなどを使用する ・消毒薬や洗浄液など，注射以外の目的でやむを得ず注射器を使用しなければならない場合は着色した注射器を使用する ・消毒薬と注射薬を用意する作業台を分ける
環境	・注射薬と消毒薬をすぐ使用できる状態にして同じ冷蔵庫に保管していた ・病棟で保管している薬剤の種類が多すぎる ・薬剤希釈業務が看護師担当範囲であった ・前夜に別の看護師が準備したものを患者に投与した	・注射薬と消毒薬の保管場所を分ける ・使用薬剤の保管場所の整理 ・希釈業務は薬剤師の業務範囲とする．または希釈した製品を購入する ・準備から後片付けまで同一の看護師が行えるような勤務体制，業務分担・内容の改善
人間（他人） ※ここでは準備した看護師	・同時に注射薬と消毒薬を準備している ・間違えてラベルを貼った可能性がある	・注射薬と消毒薬を同時に準備しない
人間（当事者） ※ここでは患者に投与した看護師	・ヘパリンナトリウム，ヒビデングルコネート液は無色透明で同じ注射器を使用していたため，間違えた可能性がある	・消毒薬には同じ種類の注射器を使わない

厚生労働省：医療事故とその分析例．医療安全推進総合対策，2002，
医療・福祉 経営改善ソリューションナビ：病医院リスクの理解と対応策．2-3 分析ツールの具体例．1 SHEL モデル
https://www.bizup.jp/sol_i_h/risk/index.html より引用

2. 院内感染防止対策

院内感染を防ぐためには，医療事故防止と同様に定期的に感染についての情報を収集して，分析し，対策を立てて実行する必要があります．

さらに，場合によっては手術室や集中治療領域（ICUなど）のエリア別，医療用具，白衣などの物質別にサーベイランスを実施することが重要となります．

3．職業感染

特定の職業に従事する人々がその職場で感染症に罹ることを指します．

麻疹・水痘などの流行性ウイルス性疾患，インフルエンザや結核，針刺し切創などによる血液媒介感染症などがあげられます．また，医療施設では，医療従事者から患者，患者から医療従事者，医療従事者同士など常に感染のリスクがあります．

新型コロナウイルス（COVID-19）のような新興感染症では，医療従事者，看護師，医師，救急救命士などの医療関係者が高いリスクで感染する可能性があります．

医療従事者が感染すると，個人的な損失だけでなく患者や他の医療従事者への伝播や職員の病欠による人員不足など影響は大きいです．このような影響を最小限にするためにも病院組織としてのワクチン接種の推奨は重要となります．

職業感染のリスクを最小限に抑えるために，適切な感染対策が非常に重要です．これには，適切な個人用防護具（マスク，手袋，ゴーグルなど），手洗いや手指消毒，適切な換気などが含まれます．また，感染症の広がりを防ぐために，職場内でのソーシャルディスタンスの確保やリモートワークの導入なども検討されることがあります．

職業感染に対する意識と対策は，公衆衛生上非常に重要です．とくに，感染症が広がっている期間や地域では，個人と組織が連携して適切な対策を講じることが求められます．

情報管理

医療施設では，診療に関する情報，患者に関する情報，財務に関する情報，職員に関する情報など，さまざまな情報を取り扱っています．看護管理者は，運営上の意思決定を行うためにも多様な情報を正しく把握し，分析をしていく必要があります．

また，適切な情報マネジメントを実行していくためには，患者との信頼関係を高めるための情報のあり方，保護するべき情報，業務プロセスを適切に行うための情報のあり方などについて，適切な管理が求められます．

たとえば，情報に関する安全管理では，医療従事者のマンパワーだけに頼ることには限界があるため，厚生労働省は「人」「施錠」に加えて，「もの（医薬品・医療機器・情報）」を軸とした安全対策を示しています．具体的には，①2次元コードやICタグを利用した医薬品の管理，②名称，外観の類似性評価のためのデータベース整備，③オーダリングシステムの活用や点滴の集中管理，④バーコードリーダーによる誤認防止システム，などが取り入れられています．

医療施設にとって情報は重要となる要素ですので，その取り扱いには十分な配慮が必要です．

ヘルスケアサービスのアウトカムの管理

ヘルスケアサービスの質保証と改善活動に取り組むための一連の管理活動は，非常に重要となります．ここで，医療・ケアの質評価の構成要素を示す「ドナベディアンの評価モデル」を図2に示します．

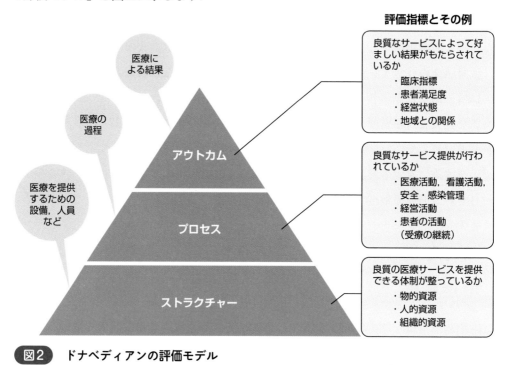

図2 ドナベディアンの評価モデル

1. アウトカムとは

アウトカムとは，「結果」「成果」という意味で，検査値の改善度や合併症の発生率，回復率や死亡率など，**治療や予防による臨床上の成果**を指します．クリティカルパスで設定される目標もアウトカムと言い，治療・看護の各プロセスの中で患者が達成すべき指標となります．たとえば，「検査の説明が理解できた」「食事や内服薬の説明が理解できた」「患者のQOLが改善された」といったことがアウトカムとしてあげられます．

アウトカムのうち，最終的に評価されるものを「エンドポイント」*1と言い，アウトカムが達成されないことを「バリアンス」*2と言います.

2. さまざまなアウトカム指標

　医療分野では，さまざまな手法を用いてアウトカムの測定が行われています. その中でよく知られているものに「QI」*3があります.

　QIの特徴として，以下の5つがあげられます.

①医療の質と安全確保は，病院の最も重要な使命であることの共通認識

②個人，組織としての取り組み，実践の重要性

③絶えず向上しようとする意識―比較すること，観察されること

④QIを用いたPDCAサイクルの有用性

⑤将来的には全職員の診療・看護行動のモニタリング

　また，「品質管理（TQM）」*4の取り組みを進めている医療機関も増えていますし，戦略的マネジメントとして，「医療版バランス・スコアカード（BSC）」*5も活用されています.

　さらに，日本看護協会では2012（平成24）年度から重点事業として「労働と看護の質向上のためのデータベース（DiNQL）事業」を開始しました. この取り組みでは，ベンチマーク評価を行うITシステムを提供しており，看護職が健康で安心して働き続けられる環境整備と看護の質向上に向けた，看護管理者のデータマネジメントの取り組み（PDCAサイクル）*6を支援するためのツールとして活用されています. ベンチマーク評価のために利用する指標は，ドナベディアンが提唱した医療の質評価の枠組みである「ストラクチャー（構造）」「プロセス（過程）」「アウトカム（結果）」の側面から，労働と看護の質に関する項目を整理してあります. ここでの「ストラク

用語解説

＊1　**エンドポイント**：end point. 到達指標. 仮説を証明するために最終的に評価されるもの. 医療統計では「臨床転帰・予後」を指す

＊2　**バリアンス**：variance. アウトカムが達成されないこと. バリアンス分析が質改善の鍵となる

＊3　**QI**：Quality Indicator. 医療の質とその指標. 医療の質を定量的に表す医療の質改善のためのツール

＊4　**TQM**：Total Quality Management. 総合質管理. 組織全体(total)で，医療の質(quality)を継続的に向上させる(management)ための取り組み

＊5　**医療版バランス・スコアカード(BSC)**：経営活動を多面的な視点で分析，戦略を効果的に実践する管理手法の1つ. 「財務」「顧客」「業務プロセス」「学習と成長」の4つの視点を基本に整理していく

＊6　**PDCAサイクル**：Plan Do Check Action. 生産管理や品質管理などの管理業務を円滑に進める手法の1つ. 「Plan(計画)→Do(実行)→Check(評価)→Act(改善)」の4段階を繰り返すことによって，業務を継続的に改善する

チャー」とは看護組織の情報で，「人員配置や労働時間などの労働状況や看護職背景，患者背景など」としています．「プロセス」とは看護実践の内容で，「どのような看護を提供したかなど」で，「アウトカム」は看護実践の結果で，「転倒・転落や褥瘡，感染，誤薬の発生率など」です．これらの客観的なデータをもとに，看護の質向上のための看護実践の改善を行うこと，PDCAサイクルを回すことが目的であり，ベンチマーク評価はそのための手段の1つとして活用することができます．

　そのほか，看護の質の指標の例を図3，図4，図5に示します．

　また，病院全体に関する指標には，退院後6週間以内の緊急入院率（退院後6週間以内の当日緊急入院患者数÷年間退院患者数）などがあります．

患者に焦点を合わせたアウトカム指標

①死亡率
②在院期間
③有害事象（含む誤薬，患者受傷）
④合併症（含む褥瘡，院内感染）
⑤看護ケアに対する患者・家族の満足度
⑥退院計画の順守

ケアの過程指標

⑦看護師の満足度
⑧患者ケア必要要件のアセスメントと実施
⑨疼痛管理
⑩皮膚統合性の維持
⑪患者教育
⑫退院計画
⑬患者の安全の保証
⑭予定外の患者ケアニーズに対する迅速な対応

ケアの構造指標－看護人員配置パターン

⑮患者対全看護職員数比
⑯全看護職員に占める看護師の割合
⑰看護師の資質・資格
⑱看護師の超過勤務
⑲看護職員の受傷率
⑳患者1人あたりケア合計時間
㉑職員の勤務の連続性

図3　看護の質の指標（急性期領域）

アメリカ看護婦協会：データの種類．病院看護の通信簿（菅田勝也ほか訳），p30，日本看護協会出版会，2001を参考に作成

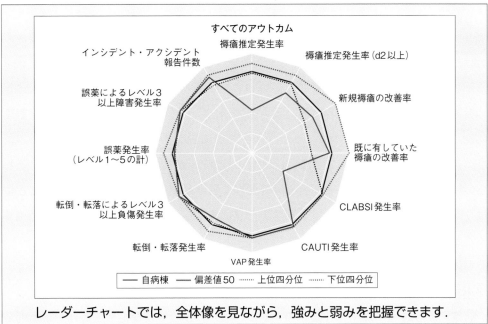

レーダーチャートでは，全体像を見ながら，強みと弱みを把握できます．

図4　レーダーチャート

日本看護協会：評価指標とIT システムについて．労働と看護の質向上のためのデータベース（DiNQL）事業，日本看護協会ウェブサイトより転載
https://www.nurse.or.jp/nursing/database/index.html

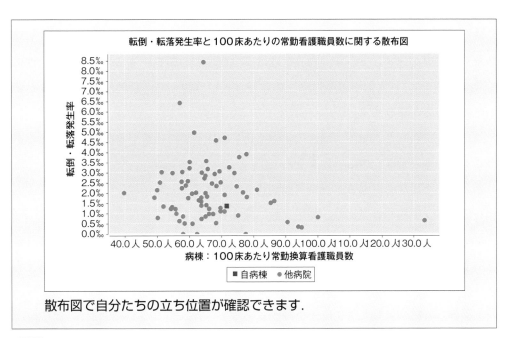

散布図で自分たちの立ち位置が確認できます．

図5　散布図

日本看護協会：評価指標とIT システムについて．労働と看護の質向上のためのデータベース（DiNQL）事業，日本看護協会ウェブサイトより転載
https://www.nurse.or.jp/nursing/database/index.html

①自施設の現状を把握する

　自施設の建物の構造，業務における作業動線，物品管理，清掃状況，医療安全管理体制，感染制御に関する体制などを，スタッフに説明できるようにしておきましょう．また自施設内で活動している委託業者の作業内容や状況を把握しましょう．これらの現状を把握していないと，自部署の管理や日常業務に大きな影響を与えることになります．さらに自施設のさまざまなデータに着目し，現状の「見える化」に活用することも重要です．

②担当部署との連携をはかる

　病院・施設管理にかかわる業務の1つひとつを看護管理者が行うことは，現実的ではありません．問題点をきちんと把握し，要不要のバランスを考え，「誰がどのように管理するのか」「どこの部署が担当しているのか」「どこに情報が集約されるのか」を把握しておくことが大切です．たとえば，物品管理の権限を看護職員へ委譲したとしても，保管庫の確認などは必要となります．

　また壊れた物品をテープで固定した状態で使用していたり，不備のある状態で放置したりしていないでしょうか．物品管理は安全管理でもあり，さらにコストの管理にもつながります．「大型機器類は病院の財産」という観点で，管理部門をきちんと決めておく必要があります．

　また衛生材料などは滅菌や消毒の知識不足や確認不足により，事故につながるということも意識させなくてはいけません．

　物品が過不足なく常備され使用可能な状態を維持するためには，使用状況をデータ化しておき，破損や修理回数，耐用年数に関する検討も看護管理者の役割です．

　ただし物品に関する詳細な情報収集は，看護管理者にとっては難しい部分もあります．そのような場合は，メーカーや資材課などの担当部署に情報を提供してもらえるよう連携を働きかけることが大切です．問題点を解決するためには，誰に情報をもらえばよいのかを知っておき，連携のためのチーム力を蓄えておくとよいでしょう．

> 連携のための「チーム力」を蓄えよう

（佐藤 久美子）

引用・参考文献

1) 牧潤二：QC（品質管理）に学ぶ「医療の質向上」活動の実践－医療安全対策・事故防止対策の基本となる「医療の質」管理の体制つくり（飯田修平監），医学芸術社，2003

2) 川渕孝一：医療版バランス・スコアカード（BSC）設計に向けた基礎研究．「医療版バランス・スコアカード」評価指標モデルによる分析報告書，経済産業研究所，2003

3) 日本医療バランスト・スコアカード研究学会ウェブサイト
http://www.hbsc.jp/ より 2023 年 8 月 8 日検索

4) 日本医療機能評価機構：一般病院 2 ＜ 3rdG：Ver.1.1 ＞追補版．病院機能評価 機能種別版評価項目 解説集，2015
https://www.jcqhc.or.jp より 2023 年 8 月 8 日検索

5) 日本看護協会：労働と看護の質向上のためのデータベース（DiNQL）事業
https://www.nurse.or.jp/nursing/database/hospital/step3/index.html より 2023 年 8 月 17 日検索

6) 厚生労働省：労働安全衛生マネジメントシステムに関する指針．労働衛生マネジメントシステム－効果的なシステムの実施に向けて，中央労働災害防止協会，2006

7) 日本医療福祉設備協会：病院設備設計ガイドライン（空調設備編）HEAS-02-2022，日本医療福祉設備協会，2022
https://www.heaj.org/public/rec06.html より 2023 年 8 月 8 日検索

8) 日本看護質評価改善機構ウェブサイト
http://www.nursing-qi.com/howto/ より 2023 年 8 月 8 日検索

9) 厚生労働省：医療安全推進総合対策—医療事故を未然に防ぐために，医療安全対策検討会議，2002
https://www.mhlw.go.jp/topics/2001/0110/tp1030-1y.html より 2023 年 8 月 10 日検索

10) 厚生労働省医療安全対策検討会議報告書：医療安全推進総合対策－医療事故を未然に防止するために，じほう，2002

11) 医療・福祉経営改善ソリューションナビ：病医院リスクの理解と対応策
https://www.bizup.jp/sol_i_h/risk/02/02_03.html より 2023 年 8 月 10 日検索

12) 日本看護協会：組織で取り組む医療事故防止－看護管理者のためのリスクマネジメントガイドライン－，日本看護協会出版会，1999

13) 日本看護協会：医療安全推進のための標準テキスト，2013
https://www.nurse.or.jp/nursing/home/publication/pdf/guideline/anzensuishin_text.pdf より 2023 年 8 月 17 日検索

14) 川崎市：医療系廃棄物適正管理の手引き，2022
https://www.city.kawasaki.jp/300/cmsfiles/contents/0000140/140264/Guidance_For_Medical_Companies.pdf より 2023 年 8 月 17 日検索

第1部　看護管理者に必要な知識と実践のポイント

3 部署の管理

KEY WORDS
- ●施設管理　●安全管理　●5S 活動　●情報管理
- ●アウトカムの管理　●アウトカム指標

　ここでは看護管理者の責任で運営する部署（病棟・外来・透析センター・手術室・在宅関連施設など）における施設管理・安全管理・情報管理・サービスのアウトカムの管理について説明します.

部署管理上の看護管理者の役割

　看護管理者には，病棟の質の管理に専念する重要な役割があります. さらに担当部署で提供している看護の質をどのように高めていくかを考えることも大切です.

　具体的には人員配置の計画・スタッフの指導と育成・業務の効率化と品質管理・連携とコミュニケーション・予算管理とリソース配分・危機管理と問題解決・倫理的な遵守などがあります. 特に業務の効率化と品質管理は，担当する部署の看護師が看護業務を行う環境を整えるという一連の管理活動があげられます. 患者とスタッフの健康と安全を確保する重要な役割であり，適切な運用と管理により，安全で快適な治療環境の提供につながります.

　看護管理者は，担当部署内をラウンドする際，ただラウンドするだけではなく，マネジメントの視点を持って巡視を行いましょう. 職員にとって働きやすい職場環境，患者にとって安全で快適な療養環境を整備するためには，看護管理者は一定の基準に基づき常にチェック機能を働かせておくことが重要です.

　そこで，ここでは看護管理者が職場環境・療養環境について改善の要不要を確認しながら，自部署の評価を実践するヒントを提示します.

施設管理

　一般的な看護師長の業務の中から環境管理・安全管理・物品管理に関する項目（表1）と職場環境の改善チェックリスト（表2）を示します.

　たとえば表2の「A：保管・移動とワークステーション」では，障害物のない廊下，すべりにくい床材，段差のない通路が確保されているかを確認しながら巡視をします.「B：機器の安全と緊急時への備え」では，配線の状況も重要で，床に多くのコードが乱雑に置かれていないかなど，マネジメントの視点を持って巡視することが必要です.

　また**環境整備には，安全管理や感染予防の観点は欠かせません**. 院内感染対策の視点で自部署の確認を行う際に，以下3点について見落としがちになりますので，再確認をしましょう.

1．水供給に関係する項目

　患者とスタッフのために十分な水供給が確保されているか確認します.

　必要に応じて水質検査を実施し，安全な水の提供を確保します.

　病棟に設置されている製氷機の確認をしているでしょうか. 製氷機内の氷を安全に提供するためには，定期的な清掃と点検が必要です. 基本的には飲料としては使用しないことが望ましいです. また浴室内のシャワーヘッドの清掃はいかがでしょうか. 週に1回は外して洗浄するなどの対策が必要です. 水の停滞や人体から跳ね上がる水滴により微生物で汚染されていることがあります.

　このように部署に設置されていて日常的に使用している場所，備品の管理責任者が不明瞭な場合には注意が必要です. 安全に使用するための基準を設けていきましょう.

2．空調に関係する項目

　病院での空調管理は温湿度の管理だけではありません. たとえば，点滴のミキシング中の空調管理についての基準を明確にしているでしょうか. 点滴のミキシングはクリーンベンチでの中央管理が推奨されていますが，各病棟のナースステーションなどで看護師がミキシングしている施設もあるでしょう. その場合の注意点として，①エアコンや給気口の下でミキシングしない，②天井からものを吊り下げない，③人の出入りの少ない場所で行う，などの工夫が必要です.

3. 清掃に関係する項目

　清潔で衛生的な環境を維持するため，①目に見えるホコリやゴミがない，②床の表面に異常な着色が認められない，③床に血液や薬品，食べ物などの汚れが付着していない，などに着目して観察しましょう．清掃に関しては委託業者に任せている部分が多くなりますが，きちんと作業されているかの確認は必要です．

　また看護補助者などに業務委譲をして，常に清潔な環境が保たれるような工夫も重要になります．たとえば，トイレや廃棄場所の異臭がない，ゴミは分別されているかなどを確認しながら，さらに職員への教育も重要なポイントになります．

　清潔な環境を保つためには清掃しやすい環境に整備しておくという点にも目を向けてみましょう．床にものが置かれていない状態を作るために消火器やゴミ箱，洗面台などを壁掛け式にしておくなどの工夫によって，床の清掃がしやすくなり，また施設環境の見直しにもなります．

　またリネン類の管理など，清潔・不潔の区別が必要なもの，看護用品や医療器材などとの区別など，部署の保管状況と場所の再確認が必要です．

安全管理

　安全管理は，看護管理者の重要な役割の一つです．安全な環境を確保し，スタッフと患者の健康と安全を守るために，「医療事故防止」および「感染防止」について自部署の現状に照らして注意すべき点を，下記のような項目で確認してみましょう．

1. 医療事故防止に関する項目

　たとえば，目的外使用（注射器にネブライザー液を入れて使用することや空の輸液ボトルに水道水を入れて氷枕として再利用することなど），耐用年数が過ぎた製品の使用は，使用した側の責任となってしまいます．そのため「創意工夫」や「もったいない精神」はアダを生んでしまうことを認識したほうがよいでしょう．

　また，ものの置き方が明暗を分けるということもあります．とくに形・名前・色・使い方が似ているものについては，取りやすさと使いやすさなど，日常業務の動線も考慮した保管場所・方法の検討が必要になります．この点は，「施設管理」（p43）の内容とも関連します．

表1 看護師長が行う環境管理・安全管理・物品管理の業務内容

業務	項目	業務内容
環境管理	施設・設備・環境管理	1. 部署内の整備・安全点検の指導監督 2. 適正な室温，湿度の管理 3. 療養環境の整備
安全管理	事故防止対策と発生時の対応・指導・監督	1. 起こりやすい事故を知り防止できるよう指導 2. 日常の事故防止対策と発生時の対応・指導・監督 3. 非常事態への対応 4. 防災訓練の計画立案と実践 5. 医療ガスの安全点検 6. 医療廃棄物処理の指導・監督
安全管理	感染対策指導と管理	1. 院内感染対策の周知と徹底 2. 感染症患者の把握 3. 消毒・処理方法の指導 4. 患者・家族への生活指導 5. 感染対策委員会での新しい情報の共有と学習の推進
物品管理	物品の管理	1. 病院の物品管理システムについてスタッフに周知徹底 　1) 原価意識と経費節減 　2) 各ME機器の整備点検 　3) 無理・無駄・むらのない効率的な運用 2. 物品管理方法の明確化 3. 物品管理の方法をスタッフに周知徹底 4. 物品の点検，整備，定数の見直し 5. 物品管理上の問題を明確化 6. 物品管理方策の実施・評価
物品管理	物品請求・納品管理	1. 物品の定期的な点検，整備 2. 物品の使用状況の調査 3. 物品の適正な在庫数の検討 4. 物品請求と補充 5. 物品の有効期限管理 6. 物品の有効利用 7. 看護備品の年間購入希望申請
物品管理	図書の管理	1. 図書・看護備品の年間購入予算作成と管理 2. 部署の図書管理
物品管理	リネン類の管理	1. リネン交換の指導 2. リネンの在庫管理の指導
物品管理	薬品の管理	1. 薬品管理 　1) 医薬品の取り扱いの指導 　2) 薬品管理システムの周知徹底 　3) 部署の薬品管理方法の明確化 　4) 部署の薬品管理方法の周知徹底 　5) 常備薬品の点検，整備，定数の見直し 　6) 部署の薬品管理上の問題の明確化 　7) 部署の薬品管理改善方策の提示 　8) 部署の薬品管理上の方策実施 　9) 部署の薬品管理の方法を評価 　10) 必要に応じ，部署の薬品管理の方法修正 2. 麻薬・劇薬・毒薬の管理 　1) 向精神薬マニュアルの熟知 　2) 向精神薬取り扱いの指導 3. 血液製剤の管理 　1) 血液製剤取り扱いマニュアルの熟知 　2) 血液製剤取り扱いの指導

社会医療法人財団石心会川崎幸病院：看護部マニュアル，2020より一部抜粋

第1部　看護管理者に必要な知識と実践のポイント

表2 職場環境の改善チェックリスト

A：保管・移動とワークステーション

1. □妨害物のない，すべりにくい，段差のない通路を確保します
2. □多段の棚に小型容器に小分けして整理し，わかりやすいラベルをつけて保管します
3. □移動の容易なカートと車輪付き運搬用具を用います
4. □安全で安心して使用できるリフター，スライディングボードなどの移乗用具を用います
5. □頻繁に使う資材，器具やスイッチを手の届く範囲に置きます
6. □肘高またはそれよりも少し低い位置で作業ができるように調整します

B：機器の安全と緊急時への備え

7. □機器の危険部位との接触を防止するため適切な防護装置を使用します
8. □機器の安全な配線接続を確実に行います
9. □すぐに手の届く範囲に十分な消火設備，救急用具を設置し，スタッフが使用方法を理解しているようにします
10. □緊急時対応を正しく行い，容易に避難できるよう緊急時計画を確立します
11. □地震などの自然災害に備える対策を協議して実施します
12. □施設内で発生する暴力やハラスメントに対応した適切な予防手順を確立します

C：作業環境と感染予防

13. □スタッフが効率的・快適に作業できるよう十分な照明と空調設備を設けます
14. □安全な取り扱いを確保するため，有害な化学物質の容器に適切なラベルを付けて保管します
15. □手洗い設備を設置し，手指衛生のための手洗い手順を確立します
16. □鋭利な器材の取り扱い手順を定め，必要な安全装置と適切な廃棄容器を使用します
17. □感染経路別予防策に応じた個人用防護具の適切な使用方法を確立します
18. □リフレッシュできる休憩施設と夜勤従事者のための仮眠施設を設けます

D：作業組織とコミュニケーション

19. □業務スケジュールについて従業員が参加するミーティングをし，スケジュール表や掲示板を活用し，全員に必要な情報を共有します
20. □長時間の労働を避け，十分な休憩時間を確保できるよう作業スケジュールを調整します

吉川悦子：医療・介護職場における人間工学改善アクションチェックリスト．労働の科学 71（7）：400-401，2016 を参考に作成

　あらためて物品はどのように購入され，誰が点検しているのか，常備されている場所はどこなのかを確認してみましょう．また一括管理の場合，貸し出しから返却までのすべてのプロセスを網羅して把握しておくことが重要です．

2. 感染防止に関する項目

　施設における感染防止対策には，職員の手指衛生活動が効果的だと言われていますが，職員が手指衛生を実施しやすい環境になっているか見直してみましょう（図1）．たとえば，必要な場所に手洗い，もしくは擦式手指衛生用品が準備されていますか．ほかにも個人用防護具は使いやすい場所に準備されているかなどの確認が必要です．

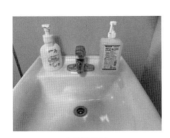

病室洗面台

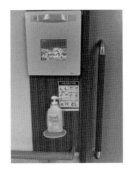

病室入口

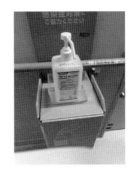

ナースステーション入口

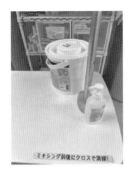

ミキシングエリア

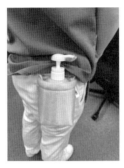

個人携帯用

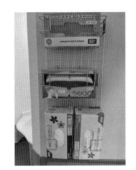

PPE

図1 手指衛生実施の環境づくり

3. 5S活動

「施設管理」「安全管理」の課題へ対応する改善案には，病院における「5S活動」*1 への取り組みが効果的だと言われています．

5S活動とは，組織における「もの」「人」「情報」を対象に，「整理・整頓・清掃・清潔・しつけ」を全員で徹底する活動のことです．業務の効率向上，ミス・事故防止，スペースの活用などを実現するための基盤整備を目的としたものです．また5S活動を通じて管理者のマネジメント能力の向上と組織の活性化がはかれるとも言われています．表3は病院における5S用語の定義，表4は物品を廃棄する際の判断基準の例です．これらを念頭に「職場環境の改善チェックリスト」(p46) に基づき部署内の

用語解説

*1 **5S活動**：職場の業務改善に用いられるスローガン．①整理(Seiri)，②整頓(Seiton)，③清掃(Seisou)，④清潔(Seiketsu)，⑤しつけ(Shitsuke) の5項目のローマ字での頭文字から「5S」とよばれる．そのうちの①〜③を抜き出して「3S活動」ともよぶ．おもに製造業の現場で用いられる

「5S」の状況を確認してみましょう．基本は，「3S（整理・整頓・清掃）」であり，まずはそれらを徹底させることで効果が得られやすいと言われています．

たとえば，救急カートの整備を例に考えてみましょう．緊急時にスムーズに使用することができなければ，救急カートの意味がありません．いつ，どこで，誰が使用することになっても，わかりやすく使いやすい配置を基本とすることで，施設内で統一することが可能となりました（図2，表5）．これは一例にすぎませんが，病院・施設において「3S（整理・整頓・清掃）」は，安全管理の第一歩と言えます．

表3 病院における5S用語の定義

項目	内容
整理	必要なものと不要なものを分け，不要なものを捨てること
整頓	必要なものをすぐに取り出せるように置き場所，置き方を決め，表示を確実に行うこと
清掃	掃除をしてゴミ，汚れのないキレイな状態にすると同時に，細部まで点検すること
清潔	整理・整頓・清掃を徹底して実行し，汚れのないキレイな状態を維持すること（目で見る管理の確立）
しつけ	決められたことを，決められたとおりに実行できるように習慣づけること

高原昭男：病院5Sの用語の定義．病院5Sの進め方，p36，日本プラントメンテナンス協会，2005より転載

表4 物品を廃棄する際の判断基準の例

項目	内容
書類	・1年以上使用していないものは廃棄 ・保管期限を過ぎたものは廃棄 ・複数保管は1つのみを残して廃棄 ・原本のみ（コピーは捨てる）保管
計器・備品	・壊れて使用できないものは廃棄 ・2年以上使用していないものは廃棄 ・現在使用していないものは別保管
医療材料	・3日分以上は職場に置かない ・資材課へは1週間以上の量を置かない ・使用できないものは捨てる
薬剤	・使用期限を過ぎたら廃棄 ・常備薬品数は緊急時分のみ保管
医療機器	・1年以上使用がなければ廃棄もしくは別保管 ・壊れて使用できないものは廃棄

原田博子：「物品管理」要不要のバランスを考え，だれがどのように管理するかを決めておく．看護管理21（8）：713-720，2011を参考に作成

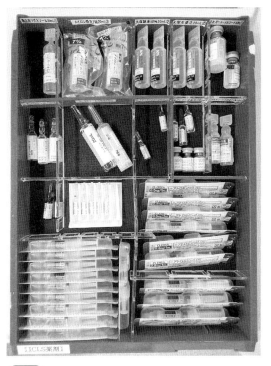

図2 救急カートの整備例

情報管理

　医療施設では，365日24時間患者を治療しケアしているため，医療従事者のあいだで患者情報や診療情報をどのように共有していくのかが重要なポイントになります．医療従事者への負担軽減が優先課題として取り上げられている現在では，いかにして患者情報を共有し，医療を継続するかは大きな課題となっています．

　看護管理者は情報管理と個人情報保護を通じて患者のプライバシーを守り，安全な環境を提供する役割があります．情報の適切な取り扱い・アクセス制限・安全なデータ保管・情報漏洩の予防・スタッフのトレーニングと教育により，患者情報および職員情報のセキュリティの確保も求められます．

　たとえば，あなたの職場では「廊下で看護師が看護助手に患者の個人名で治療経過を話し，看護助手が帰宅後，その話を家族に話し，さらにその家族が友人に話している」といったことはありませんか．インターネットセキュリティがどれだけ進んでも，スタッフへの教育を徹底しなくては意味がありません．

表5 救急カートチェック表

救急カート薬剤定数チェック表　《●階病棟》	薬剤師確認サイン			月　日			
	/	/	/	/	/	/	/
1段目　ICLS薬剤							
アドレナリン注 0.1%シリンジ							
リドカイン静注用 2%シリンジ							
アミオダロン塩酸塩静注 150mg							
5%ブドウ糖注射液 20mL							
2段目　代謝・電解質補正　昇圧薬							
ニカルジピン塩酸塩注射液 2mg							
ノルアドレナリン®注 1mg							
アトロピン注 0.05%シリンジ							
水溶性ヒドロコルチゾン製剤注射用 100mg 生理食塩水 2mL							
ソル・メドロール®静注用 500mg　注射用 8mL							
プロポフォール静注 1% 20mL							
カルチコール®注射液 8.5% 10mL							
生理食塩液「マイラン」(20mL)							
50%ブドウ糖注射液「ニッシン」(20mL)							
3段目　準救急薬剤							
ミオコール®スプレー 0.3mg							
プロタノール®L注 0.2mg							
4段目　輸液・挿管セット							
イノバン®注 0.3%シリンジ							
ドブポン®注 0.3%シリンジ							
メイロン静注 7% (250mL)							
ヘスパンダー®輸液 (500mL)							
ソルアセト F 輸液 (500mL)							
生理食塩液「AY」(500mL)							
ブドウ糖注射液「AY」5% (500mL)							
大塚糖液 5% (100mL)							
生食注シリンジ「オーツカ」10mL							
生理食塩液 50mL							
サイン							

2007年4月1日作成 2021年3月1日最終改定
社会医療法人財団石心会川崎幸病院：看護部マニュアル 2021 より一部抜粋

ヘルスケアサービスのアウトカムの管理

　看護管理者は自部署の活動をデータ化（見える化）し，改善活動に活かさなくてはなりません．これは部署の看護管理者の最も重要な業務とも言えます．その目的は，客観的なデータを元に，看護の質向上に取り組むことなのです．ここではアウトカム指標の一例を紹介します．

　看護配置と関連するアウトカム指標として，よく利用されるものには，「死亡率・非救命率・転倒率・院内感染率・褥瘡発生率・投薬エラー数・平均在院日数」などがあります．

　看護必要度と看護臨床指標に関しては，看護のアウトカム指標やチーム医療の効果を測る指標として，患者の「重症度・看護必要度の改善率」を用いることを提案していました．ただしこの提案にはまだ問題点も多く，今後はこの看護必要度の改善を指標に用いるかどうかの議論がされており，看護必要度の項目そのものにも変更が検討されています．

　一方，アメリカでは，診療の質いわゆる成績評価を診療報酬の支払いに結びつけることが進められています．看護界においても，看護の質を測る臨床指標を設定し，支払方式に結びつける事業が開始されています．

　表6，表7，図3に看護の臨床指標，介護の臨床指標などを示します．このように数値化，グラフ化したものを参考にして，自部署の質を評価し，他部署・他施設と比較することで質の改善に結びつけていくことが重要です．

表6 看護P4P（NQF：National Quality Forum 2004）

看護の品質 評価指標 1
・重症合併症併発外科手術入院患者の死亡率
・褥瘡発生率（入院患者）
・転倒・転落率（入院と通院）
・外傷を伴った転倒・転落率
・拘束率（ベストと四肢拘束のみ）
・尿カテーテル装着 ICU 患者の尿路感染率
・中心静脈カテーテル使用 ICU 患者および，看護必要度と高い患者および，看護必要度の高い患者の血流感染率

看護の品質 評価指標 2
・人工呼吸器使用肺炎患者比率（全肺炎患者）（ICU および看護必要度の高い患者のみ対象）
・急性心筋梗塞患者（AMI）の禁煙指導率
・心不全患者の禁煙指導率
・肺炎患者の禁煙指導率
・職種混合（スキルミクス）

正看護師と准看護師・薬剤師などのチーム医療における構成比率，職務分担など
・入院患者 1 人あたりの看護提供時間（正看護師，准看護師）
・職場と労働環境 （看護ワークインデックス）
・看護師離職率

武藤正樹：看護 P4P と介護 P4P．プロフェッショナルナースの MBA─看護・福祉のマネジメント，p174，ぱる出版，2013 より転載

表7 ナーシングホーム P4P の指標（米国）

①スタッフィング（職員配置） 30 ポイント
・正看護師数 / 延べ入居者数
・総看護時間数（正看護師，准看護師，看護助手）/ 延べ入居者数
・看護職の離職率

②適切な入院 30 ポイント
心不全，電解質インバランス，呼吸不全，敗血症，尿路感染症における病院への入院率

③質アウトカム （MDS アウトカム） 30 ポイント
長期入居者
・日常生活動作に介助が必要な入居者割合の増加
・入居者の居室への移動能力の悪化率
・褥瘡を有するハイリスク入居者率
・膀胱留置カテーテル患者率
・身体抑制患者率
短期入所者
・日常生活機能のレベルが改善した入居者率
・中等度障害者の日常生活動作の改善率
・尿失禁の改善に失敗した患者の割合

④施設基準 20 ポイント

武藤正樹：看護 P4P と介護 P4P．プロフェッショナルナースの MBA─看護・福祉のマネジメント，p177，ぱる出版，2013 より転載

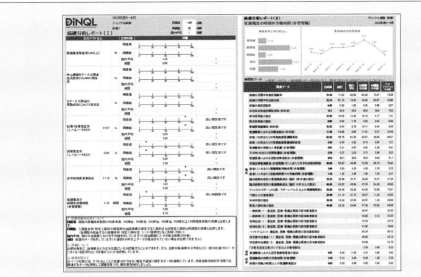

院内での病棟間比較の結果は，印刷して会議でそのまま使用できます．

図3-1　病棟間比較

日本看護協会：評価指標とITシステムについて．労働と看護の質向上のためのデータベース（DiNQL）事業，日本看護協会ウェブサイトより転載
https：//www.nurse.or.jp/nursing/database/index.html

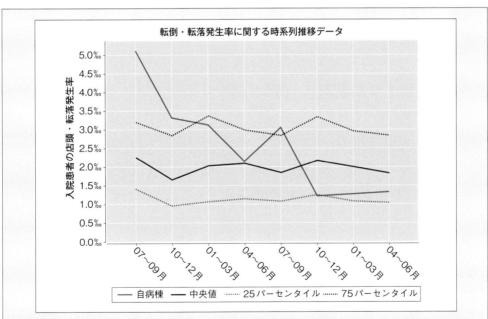

時系列の推移表で，自分たちの取り組み成果の経時的な変化を確認できます．

図3-2　時系列の推移表

日本看護協会：評価指標とITシステムについて．労働と看護の質向上のためのデータベース（DiNQL）事業，日本看護協会ウェブサイトより転載
https：//www.nurse.or.jp/nursing/database/index.html

実践のPOINT

①現状を把握，分析する

　原田[1]は，新人看護師長にとっての物品管理の目的は，「①物品が過不足なく正常に使える状態を保つ，②物品の使用方法や注意事項の情報を周知する，③物品が各看護単位の面積に占める割合を把握し評価することである」と述べています．

　看護師長が自部署の運営を進めるにあたり，「安全な環境」「安全な物品」「安全な使用」という点に着目して，部署の業務改善を進めることは重要です．

②課題を明確化する

　現状を把握したら自部署の課題の明確化につなげていきます．課題の明確化に関しては①の現状分析を十分に行わないとスムーズには進みません．

　自部署の分析を実施するには，使いやすいツール（分析方法）を決めて使い続ける・使いこなすというプロセスが必要です．組織分析の代表的なものに，SWOT分析，PPM[*2]，マッキンゼーの7S[*3]などがあります．また課題達成のために目標管理を導入している施設も多いでしょう．たとえばバランス・スコアカード（BSC）を導入している施設も増えてきています．

③PDCAサイクルを回す（図4）

　①の現状分析がきちんと実施できれば，②，③については実践するのみです．医療組織においても戦略の重要性が言われています．自施設がどのような役割を持ち，その中で自部署の立ち位置をきちんと見ること，自分の役割を認識すること，自部署の分析を行い，戦略を立てたら必ず継続して評価すること，フィードバックをしていきましょう．

用語解説

* 2　**PPM**：product portfolio management. プロダクト・ポートフォリオ・マネジメント．経営資源を最適に配分することを目的としたマネジメント手法．市場占有率を縦軸に，成長性を横軸にとって自社の製品や事業を分類し組み合わせて，戦略を決定する

* 3　**マッキンゼーの7S**：McKinsey 7S framework. 組織を考える上で大切な要素（経営資源）である「組織構造(structure)」「システム(system)」「戦略(strategy)」「スキル(skill)」「人材(staff)」「スタイル(style)」「共有価値(shared value)」を指す

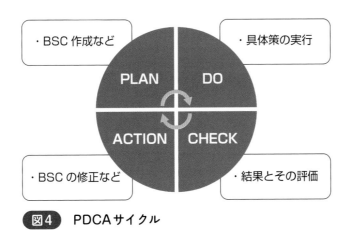

図4 PDCAサイクル

（佐藤 久美子）

引用・参考文献

1）原田博子：「物品管理」要不要のバランスを考え，誰がどのように管理するかを決めておく．看護管理 21 (8)：713，2011

2）高原昭男：病院 5S の進め方．日本プラントメンテナンス協会，2005

3）武藤正樹：看護 P4P と介護 P4P．プロフェッショナルナースの MBA―看護・福祉のマネジメント，p170-190，ぱる出版，2013

4）河野龍太郎：医療におけるヒューマンエラー．第 2 版，医学書院，2014

5）藤野みつ子監：各部署を可視化！データ活用の看護管理．日総研，2015

6）吉田二美子：看護管理者のための実践的マネジメント，日本看護協会出版会，2012

7）坂本すが：5S 活動と医療安全．医療安全 5：104-105，2005

8）大西麻末ほか：レポートカードの利用看護．サービスの質改善に活かすベンチマーキング―看護サービスの質改善のために，EB Nursing 6(3)：326-333，2005

9）地方公務員安全衛生推進協会ウェブサイト：職場巡視チェックリスト導入事例 https://www.jalsha.or.jp/cyoken/checklist より 2023 年 8 月 17 日検索

10）日本建築学会：医療施設小委員会活動成果報告「病院の安全・安心における事例集－建築・設備の工夫－」，2016 https://www.aij.or.jp/gakujutsushinko/j-000/j200-12/j210-12.html より 2023 年 8 月 11 日検索

「医療経済」を知る

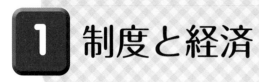

1 制度と経済

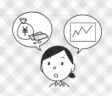

>
> **KEY WORDS**
> ● 社会保障　● 国民医療費　● 医療保険制度
> ● 社会保障と税の一体改革　● 診療報酬

　国の経済と社会保障は密接に結びついています．この項では，看護管理者として国の動向を見通すための日本の経済状況と医療費との関係，日本の医療経済に関する動向などについて概観します．

社会保障と経済

　国の経済と社会保障は密接に結びついています．現在の社会保障制度は，高度経済成長期に基本的な枠組みが作られたため，国の経済が成長することを前提として設計されています．

　しかし，長期的な経済の低迷とグローバル化の進行，少子高齢化の進行と生産年齢人口の減少などによって，これまでのような日本の持続的な経済成長は望めなくなりました．さらに，雇用環境の変化など，家族や地域の扶養機能の低下も加わって，社会保障費は経済成長を上回り継続的に増大しているため，今後の社会保障の財源をどのように調達するのかを検討しなければならなくなりました．

国の財政状況

1．国の財政から見た社会保障費

　国の財政を見ると，2023（令和5）年度予算における社会保障は，一般会計の歳出総額のうち約36.9兆円（32.3%）で，国の予算の中で最も高い割合を占めています（図1）．また，国債費は，25.3兆円（22.1%），地方交付税交付金等は16.4兆円（14.3%）で，これらの3つの経費で一般会計歳出の約7割を占めています．

　一方，一般会計歳入の内訳は主として，所得税，法人税，消費税や公債金からなっています．中でも，公債金は約30%を占めており，一般歳入が借金に依存している

ことがわかります（図2）.

　1990年度と2023年度の予算を比較すると，歳出全体は約48.1兆円増加しており，中でも社会保障関係費は約36.9兆円（およそ3倍）に増えました（図3）. また，借金の残高が増え，国債費も10兆円弱増えています. 歳入は，税収などが増加していますが，歳出を補うことができないため公債金を約30兆円増やすことによって賄われています.

　このような社会保障の増加の要因は，高齢化による自然増，医療技術の進歩や普及が要因と言われています. 日本の病院の特徴として，CTやMRIの保有率が高いことがあげられます（表1）. また，受診回数が多く，薬の処方も多いことから医療費の抑制政策はあまり効力がないと言われています.

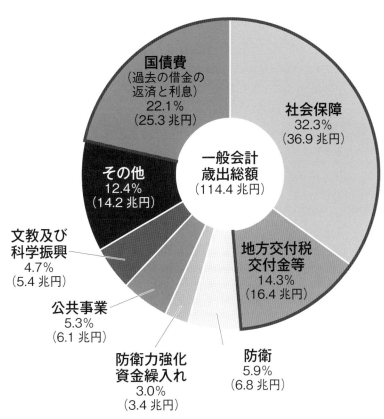

「その他」には，新型コロナウイルス感染症および原油価格・物価高騰対策予備費（3.5%（4兆円））およびウクライナ情勢経済緊急対応予備費（0.9%（1.0兆円））が含まれる.

図1　2023年度政府予算（一般会計歳出）

財務省：令和5年度一般会計歳出・歳入の構成より引用
https://www.mof.go.jp/tax_policy/summary/condition/a02.htm

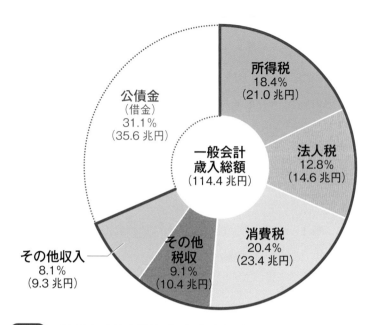

図2 2023年度政府予算（一般会計歳入）

財務省：令和5年度一般会計歳出・歳入の構成より引用
https://www.mof.go.jp/tax_policy/summary/condition/a02.htm

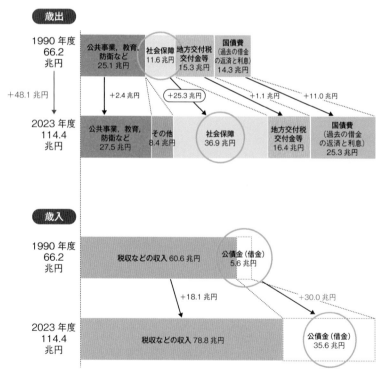

図3 1990年度と2023年度の予算比較

財務省：これからの日本のために財政を考える，p6，2022より引用
https://www.mof.go.jp/policy/budget/fiscal_condition/related_data/202204_kanryaku.pdf

表1 MRI・CTの普及率（2021年，人口100万人あたり）

	MRI	CT
オーストラリア	14.99	69.57
フランス	17	19.52
イギリス	7.23[※1]	9.46[※1]
イタリア	33.25	38.73
日本	**57.39**[※2]	**115.7**[※2]
韓国	35.48	42.19
スペイン	20.35	21.43
アメリカ	37.99	42.63

OECD.Stat：Health Care Resources を参考に作成
https：//stats.oecd.org/
（※1 2014年のデータ，※2 2020年のデータ）

2. 国民医療費

　国民医療費は，その年度内の病院などにおける保険診療の対象となりうる傷病の治療に要した費用を推計したものです．医科診療や歯科診療にかかる診療費，薬局調剤医療費，入院時食事・生活医療費，訪問看護医療費などが含まれます．また，患者の一部負担などによって支払われた分も含まれます（**表2**）．

　財源別に国民医療費を見ると，**国民（被保険者）が支払う保険料，公費など，患者負担など**に分けられます．たとえば，国民健康保険には，国庫負担金と地方公共団体の負担金が2分の1投入されており，全国健康保険協会（協会けんぽ）の給付費にも一部国庫負担金が投入されています．また，後期高齢者医療制度にも国庫負担金と地方公共団体の負担金が2分の1投入されています．

　2020（令和2）年度の国民医療費は42兆9665億円で，過去最高だった前年度よりも1兆4230億円（3.2%）減っています．財源別では，公費は16兆4991億円（構成割合38.4%）で，そのうち国庫は約11.2兆円（同25.7%），地方は約5.4兆円（同12.7%），保険料は約21.2兆円（同49.5%），患者負担は約4.9兆円（同11.5%）となります（**表3**）．

　人口1人あたり国民医療費は，65歳未満では約18.3万円（前年度比4.4%減），65歳以上は約73.4万円（同2.7%減）であり，高齢者人口の増加は国民医療費を押し上げています．

表2　国民医療費の範囲

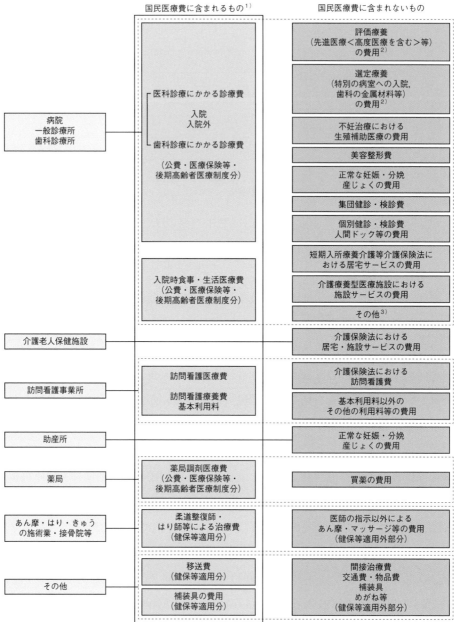

<医療機関等>　　　　　　　　　　　　　　　　<提供されるサービス>

国民医療費に含まれるもの[1]　　　　　　　　国民医療費に含まれないもの

注：1）患者等負担分を含む.
　　2）保険外併用療養費分は国民医療費に含まれる.
　　3）上記の評価療養等以外の保険診療の対象となり得ない医療行為（予防接種等）の費用.

厚生労働省：国民医療費の範囲と推計方法の概要 −1 国民医療費の範囲．令和2（2020）年度国民医療費の概況，p1，2022 より引用
https：//www.mhlw.go.jp/toukei/saikin/hw/k-iryohi/20/dl/data.pdf

表3 財源別国民医療費						
財源	令和2年度（2020）		令和元年度（2019）		対前年度	
	国民医療費（億円）	構成割合（%）	国民医療費（億円）	構成割合（%）	増減額（億円）	増減率（%）
総数	429,665	100.0	443,895	100.0	△14,230	△3.2
公費	164,991	38.4	169,807	38.3	△4,816	△2.8
国庫1)	110,245	25.7	112,963	25.4	△2,718	△2.4
地方	54,746	12.7	56,844	12.8	△2,098	△3.7
保険料	212,641	49.5	219,426	49.4	△6,785	△3.1
事業主	91,483	21.3	94,594	21.3	△3,111	△3.3
被保険者	121,159	28.2	124,832	28.1	△3,673	△2.9
その他2)	52,033	12.1	54,663	12.3	△2,630	△4.8
患者負担（再掲）	49,516	11.5	51,837	11.7	△2,321	△4.5

注：1）軽減特例措置は，国庫に含む.
　　2）患者負担及び原因者負担（公害健康被害の補償等に関する法律及び健康被害救済制度による救済給付等）である.
厚生労働省：令和2（2020）年度 国民医療費の概況，p4，2022より引用
https://www.mhlw.go.jp/toukei/saikin/hw/k-iryohi/20/dl/data.pdf

医療保険制度

1．被用者保険

　日本の医療保険は，被用者保険（協会けんぽや企業の健康保険，船員保険，共済組合）と国民健康保険（以下，国保）の二本立てのしくみになっています.

　被用者保険の被用者とその扶養者以外は国保に属します．被用者保険の被保険者とは，会社などで働く常用労働者のみを指します．具体的には，2か月以上の雇用期間が定められかつ原則としてその事業所において所定労働時間及び所定労働日数の4分の3以上就労する人が被用者です．これを満たさない短期雇用労働者や短時間労働者は原則として被用者保険の被用者にはあたりません．また，従業員5人未満の個人事業所の従業員については被用者に該当しません.

　被用者保険には被扶養者という考え方があって，被用者の家族で「主としてその被用者により生計を維持する者」です．年間収入が130万円以上（60歳以上の人または障害者の場合は180万円）であれば被扶養者の認定はされません.

　被用者保険では，保険料は被保険者の賃金のみを賦課ベースとして算定し，被用者に副収入があっても社会保険料には影響しません．保険料は被保険者の賃金に比例す

る応能割（加入者の収入や資産に応じて計算される）で，応益割（収入や資産に関係なく一律に計算する）部分はなく，被扶養者数に応じた保険料もありません．

2. 国民健康保険

　国保は，市町村に住所を有する被用者保険加入者や生活保護受給者などを除くすべての人に対する保険で，地方公共団体である市町村が保険者です．患者が窓口で支払う窓口一部負担を除く保険給付費（後期高齢者支援金を含む）の半分が保険料，半分が公費で賄われています．

　市町村国保の保険料は被保険者の保険料負担能力に応じて賦課される応能分（所得割，資産割）と，受益に応じて等しく被保険者に負荷される応益分（被保険者均等割，世帯別平等割）で構成されています．最も一般的な方式の場合，応能割は世帯に属する各被保険者の所得を合算し，賦課される所得割と資産割，応益割は被保険者均等割（被保険者1人あたり定額×被保険者数）と世帯別平等割（1世帯あたり定額）で構成されます．

　保険は被保険者数が多いほうが財政的に安定します．また，強制加入である法的保険の場合には，被保険者の稼得形態が均質で中間所得層が厚いほうが運営しやすいものですが，国保はどちらも満たしていません．国保は被保険者数が少ない小規模市町村が2割弱を占めており，また，被保険者の職業も無職者（多くが高齢者）・失業者・非正規雇用の労働者が過半を占めていることや被用者保険の被保険者と比較すると低所得者が多く，また，年齢構成も高いために，医療費水準が高いことや所得に占める保険料負担が重いという現状があります．

　近年は被用者保険に加入することができず，さらに国民健康保険の保険料が未納になることによって，皆保険の適用を受けることができない非正規雇用の労働者が増えていることが問題になっています．

3. 高齢者医療制度

　高齢者医療制度は，2008（平成20）年に成立した「高齢者の医療の確保に関する法律」に基づいており，**後期高齢者医療制度と前期高齢者医療制度**があります（図4）．後期高齢者医療は，75歳以上の人を1つの保険集団としている独立型の保険制度で，保険者（運営主体）は都道府県ごとに全市町村が加入する広域連合が設けられて保険料の決定などの運営責任を負い，保険料の徴収などの事務は市町村が行っています．

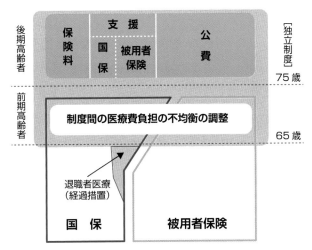

図4 高齢者医療制度

厚生労働省：Ⅳ 医療保険制度体系の見直し．平成18年医療制度改革関連資料より引用
https：//www.mhlw.go.jp/bunya/shakaihosho/iryoseido01/taikou05.html

　一方，前期高齢者医療制度は65歳以上75歳未満の人が加入しています．保険者の加入率に着目し，保険者間で財政調整するしくみです．前期高齢者医療制度では，被保険者資格は変わりません．

　また，後期高齢者医療制度の給付費は後期高齢者の保険料，現役世代の保険料からの支援金，公費で賄われます．前期高齢者の給付費は基本的には各保険者の加入者数で按分し負担しています．

　高齢者の窓口負担の割合は，70歳以上75歳未満が2割（現役並み所得者3割），75歳以上が1割（一定の所得者2割，現役並み所得者3割）です．保険料は，被保険者1人ひとりの個人単位で賦課・徴収されます．保険料は応能割と応益割が半々で賦課されますが，低所得者については所得に応じて応益割部分の軽減措置があります．また賦課上限額もあります．保険料は年金から天引き（特別徴収）することもできますが，年金額が18万円未満，または高齢者医療制度の保険料と介護保険料との合算額が年金額の2分の1を超えるものなどについては普通徴収[*1]されます．

4. 保険者の財政状況

　それぞれの保険者の財政状況は厳しく，とくに国保は，高齢者や自営業・農業などを営んでいる人が被保険者であるため，保険料を徴収することが難しいのが現状で

用語解説

＊1　**普通徴収**：自分で保険料を納付すること

す.

このような現状で毎年度市町村の一般会計から決算補填目的で繰入金を投入する法定外繰入れを行っています．そのため将来的には，国保の保険者を都道府県に移行し，さらに保険料負担を平準化させることで財政運営の安定化を行っていく予定です．

また，被用者保険においても，大企業の健康保険組合が保険者である健康保険は，ほかの保険者間の補助をして調整してきました．しかし，国の経済成長の鈍化や高齢化の影響が大きく，運営を続けることが困難となり健康保険組合を解散させる企業も出現しています．

診療報酬の経済的な意味

日本では厚生労働大臣が指定した医療機関（保険医療機関）において療養の給付（現物給付）をする方式を基本としています．診療報酬は，保険医療機関が行う療養の給付の対価として保険者が支払う報酬です．保険医療機関は被保険者に合わせて医療サービスの価格を決めることはできません．物価や人件費の動向，医療機関の経営実態などを勘案して2年に一度見直されます．

診療報酬の改定は内閣が予算編成過程を通じて決める改定率によって，社会保障審議会が定める改定の基本方針に沿って，厚生労働大臣が中央社会保険医療協議会（中医協）に諮問し，その答申をふまえて決定します．

診療報酬点数表は，「公定価格表」と言えます．また価格（点数）だけではなく，たとえば，人員配置や施設基準，提供する上での条件など算定できる要件も定めています．要件を定めることによって，保険の給付の範囲や内容を決めるという役割もあります．

さらに，点数表は医科・歯科・調剤に分かれており，それぞれの診療行為（医療サービス）の内容に応じて点数が決められているため，保険医療費の配分も表しています．ただし，診療報酬は診療行為ごとに点数が定められていますが，個々の点数とそれぞれの診療行為が1対1で対応しているわけではありません．たとえば，診療行為には直接関係しないような事務職員の人件費や建物の費用などは，個別の点数が設定されておらず，診療行為の点数に薄く広く含まれています．また，点数は原価に基づいて厳密に設定されているわけでもありません．

このように診療報酬は，診療報酬の全体の改定率を調整することによって，医療費全体の伸びを統制しているため，医療費のマクロ管理機能を持っています．また，全

体の改定率を医科・歯科・調剤のそれぞれにどのように配分するのか，また診療所と病院，診療科間でどのように配分するのかという調整機能もあります．しかし，最も大きな機能は，**医療機関に対する政策誘導**としての機能です．診療報酬の点数の増減，点数の改廃，点数の要件の変更，包括化などによって，医療機関の機能分化や連携の促進をしてきました．

2025（平成37）年に向けて，今後はより医療連携と機能分化の推進に向けて診療報酬改定による政策誘導がなされていくことになるでしょう．

診療報酬には「医療機関の政策誘導」の機能がある

実践のPOINT

看護管理者にできること

めまぐるしく移り変わる医療・看護の政策を理解することは容易ではありませんし，看護管理者に直接的な行動として何ができるかと問われると，具体的に答えることは難しいかもしれません．しかし，自部署のことだけでなく，病院・市町村・都道府県・国の動きを知ることは重要です．

国の医療政策の方向性や地域における自病院の位置づけ，自病院の経営状態について常にアンテナを立てて情報を得て，スタッフに伝えることを心がけましょう．もし，病院の方針が変更になったとしてもスタッフの理解を得やすくなります．厚生労働省や日本看護協会のウェブサイトなどからさまざまな情報を得ることができます．

先を見通すために情報を集め，部署運営することが大切！

看護師長は，先を見通すために情報を集め，部署運営をすることが大切です．

（太田 加世）

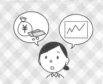

2 病院の経済性

　本項では，看護管理者が知っておくべき病院経営に関する基本的な知識と経営指標，財務指標の分析について解説します．

病院経営の視点と視野

1. 病院経営には広い視野が必要

　医療経済は，医療制度や国民医療費などのマクロで考える側面と，病院経営に関して考えるミクロの側面があります．ここでは，ミクロの側面の病院経営に焦点を当て，病院経営に関する基本的な知識について解説します．

　まず，病院経営を考える際は，その視野を広げて考える必要があります．診療や看護の現場では，患者との関係を主として患者ケアをはじめとした医療安全や医療の質，サービス提供などについて考えます．一方，病院経営においては，患者との関係だけではなく，図1のようなさまざまな関連機関との関係を考える必要があります．

　このような病院経営を取り巻く利害関係者は「ステークホルダー」と称されます．病院経営は，このステークホルダーが多岐にわたることから，これらの動向や環境変化にも注意をしつつ，その関係をふまえた広い視野に基づく運営が求められます．

2. 病院経営に必要な4つの視点

　一方，病院経営における重要な視点は，病院経営モデルとして整理することができます（図2）．

　第1の視点は，病院が提供する医療サービスには，病院に求められる社会的責任を果たす目的があるということです．この病院に求められる社会的責任は，第一義的には「安心で安全で質の高い医療」ということですが，これに加えて，各病院がその地域において果たすべき医療提供という観点から，病院の理念やビジョンの達成を社会

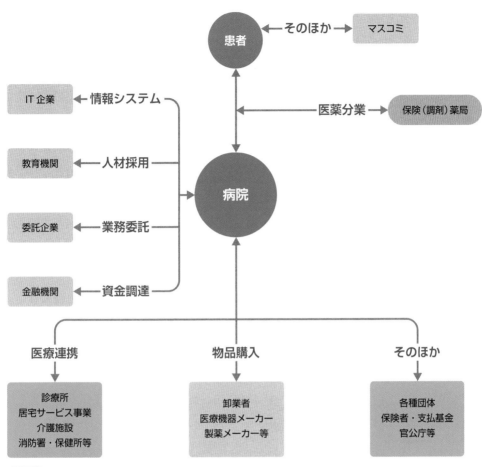

図1　病院経営を取り巻く主な利害関係者（ステークホルダー）

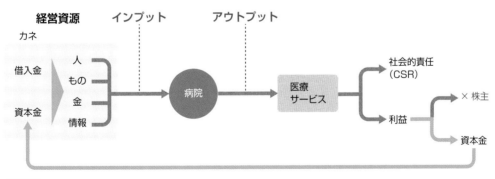

図2　病院経営モデル

渡辺明良編：実践病院原価計算，第2版．医学書院，2014を参考に作成

的責任として考える必要があります．

　第2の視点は，**適正な利益は病院経営にとって不可欠なものとして考えなければならない**ということです．「医療は非営利である」という言葉は，「利益を出してはいけない」という意味ではなく，「利益を株主に配分しない」ということなのです．つまり，病院が得た利益は，株主などに配当するのではなく，基本的にはすべて次の医療を行うための資本金として使うことになるのです．また，医療法第7条第7項には，「営利を目的として，病院，診療所又は助産所を開設しようとする者に対しては，第4項の規定（都道府県知事の許可）にかかわらず，第1項（開設）の許可を与えないことができる」と規定されていることから，医療法においても，病院が利益を出してはいけないとは定められていません．

　このように「医療は非営利である」とは，利益を出してはいけないという意味ではなく，むしろ利益は「次の患者さんのために使うお金」として病院経営を継続するために不可欠なものであるということを，病院全体が認識する必要があるのです．

　第3の視点は，**病院の利益は，医療活動を行うために必要な経営資源（人・もの・金・情報）を整えるための源泉，つまり資本金として次の医療サービス提供にインプットされる**ということです．病院に利益があれば（黒字であれば），新たな医療サービス提供に必要な経営資源を準備することができます．一方，病院が赤字の場合はこれができなくなり，銀行などからお金を借りなくてはなりません（借入金）．つまり借金しなければ医療が継続できなくなるのです．この状態が続くと，病院経営は破綻してしまいます．このように病院経営を継続するという意味においても，利益は不可欠なのです．

　第4の視点は，第3の視点で示した**経営資源のインプットを，どのような医療サービスで提供するのかというアウトプットを前提にして考える必要がある**ということです．これは事業計画や予算の形で計画し，実行することになります．しっかりとした事業計画がないと，無駄なお金を使ってしまうことになってしまいます．病院経営において，このアウトプットとインプットのバランスをいかにとるかは重要な視点です．このように，**病院経営においては，「社会的責任」「適正な利益」「経営資源のインプット」「医療サービスのアウトプット」**という視点が重要となります．そして病院経営モデルに示すような経営の循環により，経営管理を実践しなければなりません．

病院経営に必要な視点
　・社会的責任
　・適正な利益
　・経営資源のインプット
　・医療サービスのアウトプット

経営指標の分析

1．入院患者数

　病院の経営会議などで用いられる代表的な経営指標として，「患者数」「病床利用率」「平均在院日数」「手術件数」などがあげられます（図3）．多くの場合，これらは経営データとして提示され，月次報告などで示されますが，**これらの指標は，その定義を明確に理解して用いなければなりません**．

　たとえば，入院患者数データには，「新入院患者数（入院実数）」，「退院患者数（退院数）」，「在院患者延べ数（静態患者数）」，「取扱い患者延べ数（動態患者数）」の4つの指標があります．このうち，静態患者数は，毎日24時現在における病院に在院中の患者数であり，病棟日報などに記録して厚生労働省に提出するデータです．一方，動態患者数は，静態患者数に退院数を加えた患者数となります．

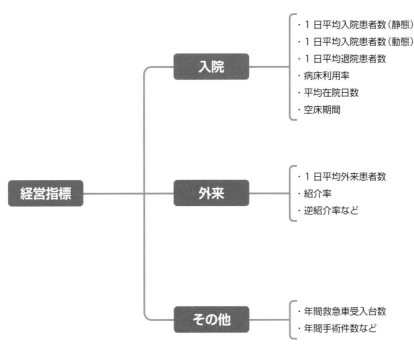

図3 主な病院経営指標

経営管理の観点からは，退院の日も患者さんのケアは行われ，診療報酬も算定されることを考えると，実際に取り扱った入院患者数データを用いなければ，病棟の実際の忙しさや経営状況の把握はできません．

　たとえば，50床の病棟の場合，静態患者数が40人とすると，病床利用率は80％となりますが，その日に取り扱った退院患者が5名だったとすると，動態患者数は40＋5＝45人となるため，動態患者数を用いた病床利用率は90％となります．どちらが病棟の実態を示すかは明白です．つまり，**静態患者数は外部に提出する公的データとして整える必要がある一方で，内部の経営管理には動態患者数を用いる必要があるのです**．会議などで示される入院患者数や病床利用率が，どちらのデータを元に算出されているのか，その使用目的は何なのかを明確にした上で，これらの経営指標を用いる必要があります．

指標を用いる際は，定義を明確にすることが重要！

2．平均在院日数

　次に，平均在院日数と空床期間の関係について分析します．平均在院日数は以下の式により算出されます．

$$平均在院日数＝在院患者延べ数 ÷ \{（新入院患者数＋退院患者数）÷2\}$$
（静態患者数）

　これは，1患者あたりの平均入院期間を示す指標で，いわゆる急性期病院を中心に，在院日数短縮が1つのテーマとなっていることは周知のとおりです．

　しかし，経営管理の観点からは，在院日数だけでなく，空床期間[*1]も含めた分析が求められます．空床期間は，患者が退院してから次の患者が入院するまで，平均して何日間ベッドが空くかという指標で，以下の式により算出されます．

$$空床期間＝（実働病床数－静態患者数）÷退院患者数$$

　たとえば，先ほどの50床の病棟で考えますと，1か月を30日間とした場合，実働病床数は50床×30日＝1,500床がこの月の実働病床数となります．この月の静態患者

用語解説

＊1　**空床期間**：患者が退院し次の患者が入院するまで，平均して何日間ベッドが空くかという指標

数が1,200人とすると，1,500－1,200＝300となり，この1か月間では，延べ300床が空床だったことがわかります．この月の退院患者数を100人とすると，300÷100＝3.0となります．つまり，この月は1退院あたり平均して3日間ベッドが空いていた，ということになるのです．

　また，平均在院日数と空床期間をセットで分析することにより，病床回転のしくみがわかります．すなわち，病床1回転は「平均在院日数＋空床期間」となるわけです．急性期病院にとって平均在院日数を短縮した場合，空床期間も同時に短くすることで，病床1回転の日数も短縮するため，その病棟全体の効率は高くなる効果があります．

　一方，平均在院日数が短縮しても，空床期間が延びてしまう場合は，病床1回転の日数は同じでも病床利用率が低下することから，収益が減少してしまいます．このように，平均在院日数を短縮した場合，病床利用率が低下する原因は空床期間が延びるからなのです．これを回避するためには，空床期間を短くしなければなりません．つまり新規入院患者数の増加が重要な指標となるわけです．新規入院患者数は実数を集計する方法と，以下の式により算出する方法があります．

$$新規入院患者数（人）＝\frac{病床数（床）×病床利用率（\%）×365（日）}{平均在院日数（日）}$$

　図4にそのシミュレーションを示します．たとえば，500床の病院で現在の年間平均病床利用率が90％，平均在院日数が18.0日の病院を想定します．この場合，現状の新規入院患者数は「（500床×90％×365日）÷18.0日＝9,125人」となります．そして，現状の病床利用率を確保しつつ，在院日数を1日短縮すると「（500床×90％×365日）÷17.0日＝9,662人」になります．この事例では平均在院日数を1日短縮すると同時に年間の新入院患者数が537件増加しなければ，現状の病床利用率90％は維持できないことがわかります．

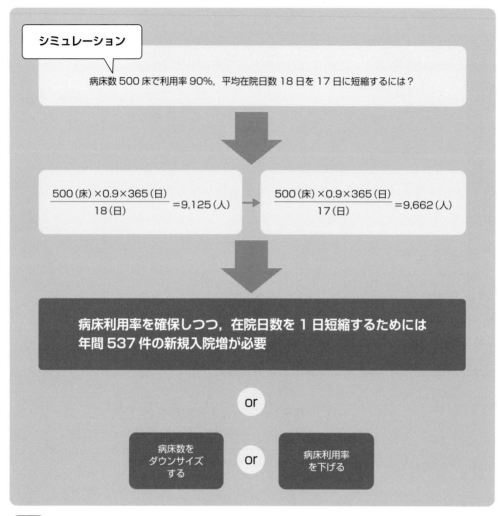

図4 在院日数短縮が病院経営に及ぼす影響の分析例

　つまり，急性期病院の経営管理上，新規入院患者数の確保は大変重要な指標として認識されるとともに，その確保ができない場合は，病床数を減少させるか，または何もしなければ利用率が低下する，という方向に向かうことになります．

　新規入院患者の確保については，入院ルート別に課題を整理し，それぞれの課題に対する対策を検討する必要が生じます（図5）．

　図5に示すとおり，新規入院患者は大きく「直接外来」「紹介」「救急（緊急入院）」の3つのルートが考えられます．そこから，それぞれの割合を分析することで，新規入院患者数を確保するために必要となる課題を抽出することができます．たとえば「紹介」に課題があるのであれば，医療連携の強化が求められます．

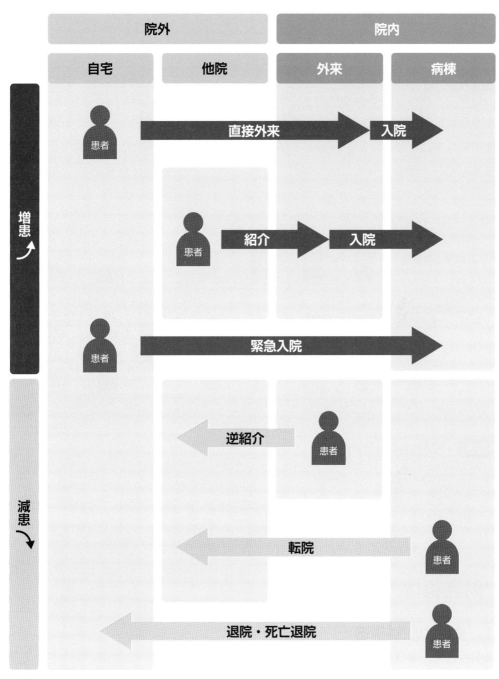

図5 新規入院患者ルート分析

また，「救急」に課題がある場合は救急の強化が求められることになるわけです．この場合，その多くは救急車の受入台数の増加などの対策を講じますが，受入台数だけではなく，そこから実際に入院適用になった患者数を分析することで，救急車の受入によって得られた新規入院患者の割合が明確になります（図6）．この入院寄与率を分析することで，救急車の受入が確実に新規入院につながっているか，ということまで明らかにすることができます．なお，これは紹介患者についても同様の分析を行うことができます．

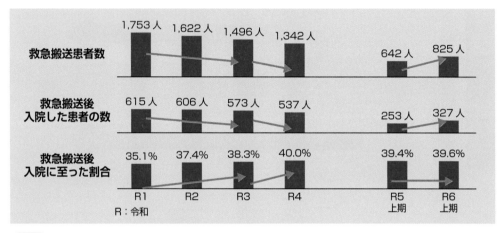

図6 救急搬送患者分析の事例

　このような分析を通じて，人材確保や組織の見直し，場合によっては施設・設備の改修など，病院として重点的に経営資源を投入する方向を明確にする必要があります．

財務指標の分析

1．病院の収益構造

　病院経営における財務分析には多様な手法がありますが，ここではいくつかの代表的な分析について解説します．

　財務データは損益計算書や貸借対照表などの財務諸表を通じて計上されるものです．このうち損益計算書をもとに算出される財務データは，大きく収益と費用に分かれます．「収益－費用＝利益」となりますので，利益を確保するためには，収益を増やすことと，適正な費用の管理を行う必要があります．

　病院の収益は，大きく「医業収益」と「医業外収益」に分けて分析します．さらに

医業収益については，「入院収益」と「外来収益」，「その他収益」に分けて分析します．また収益は，基本的には「患者数×診療単価」に分解して考えます．

　たとえば，収益が前年と比較して減少している場合は，収益構造を分解して，どの診療科のどこの部分が前年比で減少しているのかを分析します（図7）．この診断により，詳細な対策を講じることが可能となります．

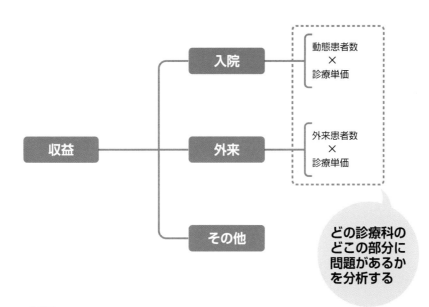

```
                          ┌──────┐    ┌──────────┐
                          │ 入院 │────│ 動態患者数 │
                          └──────┘    │    ×      │
                                      │ 診療単価   │
┌──────┐                  ┌──────┐    ┌──────────┐
│ 収益 │──────────────────│ 外来 │────│ 外来患者数 │
└──────┘                  └──────┘    │    ×      │
                                      │ 診療単価   │
                          ┌──────┐    └──────────┘
                          │ その他 │
                          └──────┘
```

どの診療科のどこの部分に問題があるかを分析する

図7　病院の収益構造と分析

　一方，収益は「一部負担金」と「レセプト」に分解されます．一部負担金については，医事課の窓口などで発生する未収金を経営管理上のリスクとして把握し，管理しなければなりません．具体的には，月末時点の未収金を集計し，その内訳を分析した上で，経営会議などで未収金の動向や傾向，課題と回収のための対策などを検討し，実行しなければなりません．つまり，未収金の管理は医事課だけの問題ではなく，病院経営全体の問題として認識し，対応しなければならない問題なのです．

　また，レセプトについては，基本的には翌月10日までに支払基金などへ請求することになります．ここでもレセプト未提出というリスクが発生します．これも，医事課だけの問題ではなく病院全体の問題として認識しなければなりません．たとえば，レセプト未提出の原因を分析し，「医師が症状詳記を行っていない」「行政機関へ各種申請を出していない」「医事課の業務プロセスの問題で未提出になっている」など，原因別に件数と金額を分析して，病院の経営会議などで対策を検討し，改善する必要があります．

第1部　看護管理者に必要な知識と実践のポイント

さらに，提出したレセプトは，入金されるとともに，支払基金による「1次査定」，保険者による「2次査定」を受けます．これらの査定については，健康保険整備委員会などで分析し，病院全体に対して保険診療に関する意識と周知徹底をはかるなどの対策が必要となります．

このように，病院の収益については，実際に入金される収入を毎月報告するだけではなく，未収金やレセプト未提出や査定を病院全体の経営リスク（**図8**）として把握し，管理することが重要となります．

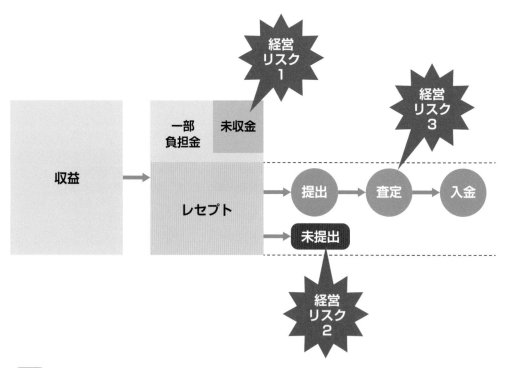

図8 病院の収益構造と経営リスク

2. 病院の費用
❶給与費

次に，病院の費用を分析します．病院の費用は「医業費用」と「医業外費用」に分けて分析します．とくに医業費用はその形態に応じて，「給与費」「材料費」「委託費」「設備関係費」「経費」などに分類されます．

給与費は，毎月支給される給料をはじめ，賞与や通勤交通費，退職金や企業年金にかかる退職給付費用，社会保険料や労働保険料などの法定福利費などから構成されます．つまり，賃金に関するすべての費用が給与費として計上されることになります．

❷材料費

　材料費は，医薬品費や診療材料費をはじめ，医療用消耗器具備品費，給食用材料費から構成されます．材料費を構成する各費用は，「使用量×価格」で構成されることから，診療現場を中心とした各部門においては，適正な使用量が管理の視点となり，用度課などの管理部門においては，価格交渉などによる適正な納入価格が管理の視点となります．

❸委託費

　委託費は，「検査委託費」や「給食委託費」「寝具委託費」「医事委託費」「清掃委託費」「保守委託費」「その他委託費」から構成されます．委託費の管理は，委託企業が提供するサービスの品質と費用とのバランスが重要な視点となります．業務を委託するということは，内部でその業務を行うよりも，品質面においてもコスト面においても外部企業に委託したほうがより効率的で質の高いサービスを提供できるからであり，このバランスが管理できないと，コストがかかりすぎたり，品質が低くなることで，患者サービスの低下をきたすなどの問題につながります．したがって，病院において委託サービスを導入している部門の管理者は，いわゆる委託業者に「丸投げ」ではなく，これらをしっかりと認識し，管理することが求められます．

❹設備関係費

　設備関係費は，「減価償却費」や「機器賃借料」「地代家賃」「修繕費」「固定資産税など」「機器保守料」などから構成されます．これらの費用は，医療機器の購入や設備投資などに対して発生する費用のため，計画的な予算策定と実行が管理の視点として必要になります．病院の各部門において，「欲しいもの」ではなく「必要なもの」を購入しないと，これらの費用は必要以上に多くなります．たとえば，ほとんど使われない医療機器が倉庫に置かれていたり，豪華すぎる特注の改修工事を行ったりすると，設備関係費は大きくなってしまいます．設備関係費については，病院経営において大きな費用を発生させることから，予算の策定段階で設備投資に関する予算方針を病院全体でチェックしたり，複数の業者による相見積もりや価格交渉を行い，稟議書などを通じて複数の部署がチェックするなど，病院全体で管理する視点が必要となります．

❺経費

　経費は，「福利厚生費」「旅費交通費」「消耗品費」「水道光熱費」などの諸経費から構成されます．これらの管理は，個々の経費が適正な額かどうかをチェックすることになります．とくに，削減を要する経費については，病院の部門ごとに金額を算出し，部門の管理者にこれをフィードバックすることで，他人事ではなく当事者意識を持っ

て改善を促す必要があります.

これらの医業費用は，病院会計準則に定義されており，「病院の財政状態や運営状況を把握するための重要なデータ」[1] として制定されています.

3. 医業費用の対収益比率を用いた分析

一方，病院経営において多く使用される分析として，医業費用の対収益比率を用いた分析があります.

これは，「医業費用÷医業収益×100」で算出するもので，「給与費÷医業収益×100＝給与費率」というように，各費用が医業収益に対して占める割合を求め，これをほかの病院との比較などから分析するものです.

そのデータは，一般社団法人全国公私病院連盟と一般社団法人日本病院会が発行する「病院運営実態分析調査」や，厚生労働省による「病院経営管理指標」などにおいても用いられています.これらを参考に，自分の病院のデータを分析することで，その実態や課題などを分析することができます.

> 「医業費用の対収益比率」を参考に病院の実態や課題が分析できる

（渡辺 明良）

引用・参考文献

1) 横沢俊一：論点4：病院会計準則とは．看護管理学習テキスト6 看護経営・経済論，第1版（井部俊子ほか監），p62，日本看護協会出版会，2007
2) 渡辺明良編：実践病院原価計算，第2版，医学書院，2014

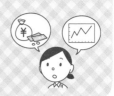

3 看護の経済性

KEY WORDS
● 診療報酬における看護ケア　　● 重症度，医療・看護必要度
● DPC/PDPS　● タスク・シフト／タスクシェア　● ベッドコントロールと病床稼働率

　病院経営において主な収益は，診療報酬です．診療報酬制度の中で，診療行為や各医療専門職の高い専門性が診療報酬点数という形で評価されています．本項では，地域医療構想と診療報酬の方向性からはじまり，看護ケアが診療報酬の中でどのように評価され，病院全体の収益につながっているかについて解説します．

病院の収益とは

　病院の収益はどのようなものでしょうか？　これは言うまでもなく，診療に対する対価ということになります．ここで少し話を複雑にさせるのが，国民皆保険制度になります．

　病院の収益は，大きく分けて，保険診療による診療報酬により支払われる収益と，自由診療（健康診断や人間ドックなど）の保険診療でない全額自己負担による診療に分けられます．ただ，病院としては，医療を提供してお金をいただくといった点については，保険診療・自由診療ともに負担先が違うだけで，大きな流れは変わらないわけです．ただし，保険診療については，被保険者が納付している保険料が財源であり，そこから診療報酬が支払われるという観点から，国により細かく決められた基準が，診療報酬点数（価格）というわけです．

　とくに入院診療は，病院にとって大きな収益源となっていて，病院によっては，病床稼働率が数パーセント低下するだけで収支が悪化するといった病院も少なくありません．

　入院診療を扱う病棟を支える看護管理者の皆さんの役割は非常に重要で，病棟運営が円滑にいくと病院の経営も安定化します．一方で，看護管理者の役割は，看護ケア管理にとどまらず，収益・病床稼働率の向上，スタッフのメンタルサポート，労務管理など，多岐にわたってマネジメントする事項が増えていっているのが現状です．

病院運営において，看護師の専門性を発揮し，患者ケアと経営の両側面に寄与できるかについて考えていきたいと思います.

地域医療構想と診療報酬の方向性

今後の医療需要と医療サービスの方向性について考えるときに，国の方向性としての「地域医療構想」と，それに基づいた診療報酬の大きな流れについて整理します.

1. 地域医療構想とは

地域医療構想とは，2014（平成26）年6月の「医療介護総合確保推進法」の成立・公布を受け，「効率的かつ質の高い医療提供体制を構築するとともに，地域包括ケアシステムを構築することを通じ，地域における医療及び介護の総合的な確保を推進する」ことを目的として，医療法に基づき定める医療計画の一部として「地域医療構想」が位置づけられました. その実現を目的に「協議の場」を構想区域ごとに設置することになり，具体的には，都道府県において，2015（平成27）年度以降，年に4回，二次医療圏の医師会，病院，薬剤師会，看護協会，保険者，保健所などの関係者が出席し，地域医療構想調整会議が開かれています.

会議の場では，2025（令和7）年度を目途に，地域の医療需要を予測し，各医療機関・関係者がそれぞれの立場で，どのような医療を地域に提供していくかを話し合っています. 議論にあたっては，2025年度の人口推計から医療需要を計算し，病床の4つの機能区分（表1）ごとの病床数の現状と2025年度の将来推計の数値を見ています.

表1 病床の4つの機能区分

高度急性期機能	急性期の患者に対し，状態の早期安定化に向けて，診療密度が特に高い医療を提供する機能
急性期機能	急性期の患者に対し，状態の早期安定化に向けて，医療を提供する機能
回復期機能	急性期を経過した患者への在宅復帰に向けた医療や，リハビリテーションを提供する機能
慢性期機能	長期にわたり療養が必要な患者を入院させる機能

東京都福祉保健局医療政策部：東京都地域医療構想 説明会（2017年5月10日開催）資料，2017より引用

図1は，東京都の地域医療構想調整会議の資料の抜粋ですが，とくに東京都は，高度急性期の病床を多く有する病院が集まっていることもあり，推計と現状の機能ごとの病床数に大きな乖離があることが見てとれます．

　会議では，推計値を参考にしながらも，各医療機関の提供したいサービスや地域のニーズをふまえた議論が行われています．各医療機関は，他施設がどのような医療を提供していくかをふまえながら，自施設の医療の提供内容を考える機会となっています．

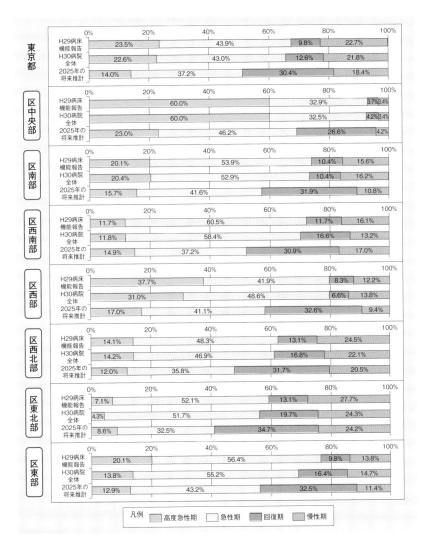

図1　構想区域別機能別病床数

東京都保健医療計画推進協議会：平成30年度第2回東京都地域医療構想調整部会，参考資料3 構想区域別 機能別病床数，2018より引用

2. 診療報酬制度の方向性

　地域医療構想会議の流れを汲み，2018（平成30）年度の診療報酬改定では，一般病棟入院基本料が大きく再編統合されました．これまで一般病棟入院基本料は，「7対1入院基本料」「10対1入院基本料」「13対1入院期基本料」「15対1入院基本料」という看護体制を名称として使用していましたが，7対1，10対1入院基本料は，より医療の機能区分を意識した「急性期一般入院基本料」という名称に変更になり，7段階（2022［令和4］年度診療報酬改定では6段階）に整理されました．また，13対1，15対1入院基本料は，「地域一般入院基本料」として名称を変更し，3段階の基準が設けられ，より提供する医療サービスや看護の体制に応じて評価される仕組みとなっています（表2）．

表2　一般病棟入院基本料（1日につき）

種別	基本点数	算定点数（基本点数＋入院期間の加算）		
		14日以内 +450（+300）	15〜30日 +192（+155）	31日以降
1 急性期一般入院基本料				
急性期一般入院料1	1,650	2,100	1,842	1,650
急性期一般入院料2	1,619	2,069	1,811	1,619
急性期一般入院料3	1,545	1,995	1,737	1,545
急性期一般入院料4	1,440	1,890	1,632	1,440
急性期一般入院料5	1,429	1,879	1,621	1,429
急性期一般入院料6	1,382	1,832	1,574	1,382
2 地域一般入院基本料				
地域一般入院料1	1,159	1,609	1,351	1,159
地域一般入院料2	1,153	1,603	1,345	1,153
地域一般入院料3	988	1,438	1,180	988
特別入院基本料	607	〔907〕	〔762〕	607

社会保険研究所：施設基準等の事務手引 令和4年4月版，2022 より引用

　今後も2年に一度行われる診療報酬改定で，入院基本料については，大きな方向性のもとで医療ニーズに合わせて変化していくと考えられます．ぜひ，診療報酬改定の際には，どの方向に医療が向かっているのかを注視しながら，知識を増やしていただければと思います．

診療報酬の概要と看護ケアの位置づけ

1. 診療報酬の構成

　皆さん，一度は診療点数早見表をご覧いただいたことがあるかと思います．非常に分厚い書籍で，どこからどう調べたらいいかわからないといった声をよく聞きます．実は，構成は非常にシンプルで，大きく分けて2つの章から構成されています．「第1章　基本診療料」と「第2章　特掲診療料」からなります（表3）.

2. 基本診療料

　基本診療料は，その名のとおり，初診もしくは再診の際や入院の際に基本的な診療行為の費用を一括して評価するものです．外来診療（入院外）においては，初診料・外来診療料が設定されています．入院診療においては，「入院基本料」「入院基本料等加算」「特定入院料」などで構成されています．たとえば，血圧測定検査の費用や体温測定などは，それぞれに点数が設定されていません．そういった基本的な診療行為は，一括して基本診療料に包括的に評価されています．

　一方，特掲診療料は，診療報酬点数表には「一括して支払うことが妥当でない特別の診療行為に対して個別的な評価」をすると記載されています．表5に記載のとおり，画像診断や投薬，リハビリテーション，手術など，患者のイベントに合わせて特別に行う診療行為と理解するとわかりやすいです．

❶入院基本料

　外来で診療をした際は，初診料，外来診療料などの基本診療料を請求します．外来における看護ケアの評価は，医師と共同で診療を行うことで，初診料，外来診療料などの基本診療料に包括されます．

　では，入院においてはどうでしょうか．診療報酬の「第2部　入院料等　通則」で次のとおり，看護ケアが位置づけられています．

表3　診療報酬点数表の基本的構成

A 基本診療料		初診料
		再診料（診療所又は一般病床 200 床未満の病院）外来診療料（一般病床 200 床以上の病院）
		入院基本料（A100 〜 A109）＋入院基本料等加算（A200 〜 A252）
		特定入院料（A300 〜 A319）＋入院基本料等加算（A200 〜 A252）
		短期滞在手術等基本料（A400）
		看護職員処遇改善評価料（A500）
B 〜 N 特掲診療料	B 医学管理等	医学管理料＋（プログラム医療機器等医学管理加算）＋（材料料）
	C 在宅医療	在宅患者診療・指導料
		在宅療養指導管理料＋（在宅療養指導管理材料加算）＋（薬剤料）＋（材料料）
	D 検査	検体検査実施料＋検体検査判断料＋（診断穿刺・検体採取料）＋（薬剤料）＋（材料料）
		生体検査料〔＋判断料〕＋（診断穿刺・検体採取料）＋（薬剤料）＋（材料料）
	E 画像診断	エックス線診断料〔撮影料＋診断料＋造影剤注入手技料〕＋（薬剤料）＋（フィルム）＋（材料料）
		核医学診断料〔撮影料＋診断料〕＋（薬剤料）＋（フィルム）＋（材料料）
		コンピューター断層撮影診断料〔撮影料＋診断料〕＋（薬剤料）＋（フィルム）＋（材料料）
	F 投薬	【外来患者・院内処方】調剤料＋処方料＋薬剤料＋（調剤技術基本料）＋（材料料）
		【外来患者・院外処方】処方箋料
		【入院患者】調剤料＋薬剤料＋（調剤技術基本料）＋（材料料）
	G 注射	注射料〔注射実施料＋無菌製剤処理料〕＋薬剤料＋（材料料）
	H リハビリテーション	リハビリテーション料＋（薬剤料）
	I 精神科専門療法	精神科専門療法料＋（薬剤料）
	J 処置	処置料＋（処置医療機器等加算）＋（薬剤料）＋（材料料）
	K 手術	手術料＋（輸血料）＋（手術医療機器等加算）＋（薬剤料）＋（材料料）
		輸血料＋（薬剤料）＋（材料料）
	L 麻酔	麻酔料〔麻酔料＋麻酔管理料〕＋（薬剤料）＋（材料料）
		神経ブロック料＋（薬剤料）＋（材料料）
	M 放射線治療	放射線治療管理・実施料＋（材料料）
	N 病理診断	病理標本作製料＋病理診断・判断料＋〔D の（診断穿刺・検体採取料）＋（薬剤料）＋（材料料）〕

医学通信社編：診療点数早見表 2023 年 4 月増補版，医学通信社，2023 を参考に作成

通則（抜粋）

　1　入院及び看護の費用は，第1節から第4節までの各区分の所定点数により算定する．この場合において，特に規定する場合を除き，通常必要とされる療養環境の提供，看護及び医学的管理に要する費用は，第1節，第3節又は第4節の各区分の所定点数に含まれるものとする．

　つまり，入院料というのは，医学管理はもちろんですが，療養の環境と看護ケアに関する対価であるということになります．看護ケアは診療報酬上で評価されないといった声を聴くことがよくありますが，診療報酬の基本診療料の入院料の大原則として看護ケアに関する評価がなされており，病院にとっては収益の根幹ともいえる収益源となっていることは間違いありません．

❷重症度，医療・看護必要度

　入院基本料は，表2の通り2018（平成30）年度の診療報酬改定により大きく再編され，提供する医療サービスや看護の体制に応じて1日あたりの診療報酬点数が設定されています．

　病院がどの入院基本料を選択できるかの基準の一つに，「重症度，医療・看護必要度」があり，入院料ごとに「重症度，医療・看護必要度」に該当する患者の割合が設定されています（表4）．

　看護必要度は，患者の病態によって看護サービスの量と質を評価する尺度（指標）として開発されました[5]．「重症度，医療・看護必要度」は，2008（平成20）年度から「重症度・看護必要度」として7対1入院基本料の算定要件として導入され，2014（平成26）年度には，名称が現在の「重症度，医療・看護必要度」となりました．

　「重症度，医療・看護必要度」は，日々の入院診療において毎日看護師が患者の状態を確認しながら評価する項目（表5）で，一般病棟においては，患者の「重症度，医療・看護必要度」を満たす条件は，表5において，A得点が2点以上かつB得点が3点以上の患者，A得点が3点以上の患者，C得点が1点以上のいずれかに該当した場合に該当患者としてカウントします．条件を満たす患者が，該当病棟において届出ている入院基本料の施設基準の患者割合を満たせているかが重要となります．

表4　主な施設基準

			急性期一般入院基本料							地域一般入院基本料		
			入院料1*	入院料2*	入院料3*	入院料4	入院料5	(入院料旧6*)	入院料6	入院料1	入院料2	入院料3
看護職員			7対1以上 (7割以上が看護師)	10対1以上 (7割以上が看護師)						13対1以上 (7割以上が看護師)		15対1以上 (4割以上が看護師)
該当患者割合※1 (改定前↓改定後)	I	200床以上	31%↓31%	28%↓27%	25%↓24%	22%↓20%	20%↓17%		測定・評価※2	測定・評価※2		—
		200床未満	31%↓28%	26%↓25%	23%↓22%	20%↓18%	20%↓17%					—
	II	200床以上	29%↓28%	26%↓24%	23%↓21%	20%↓17%	18%↓14%					—
		200床未満	29%↓25%	24%↓22%	21%↓19%	18%↓15%	18%↓14%					—
平均在院日数			18日以内	21日以内						24日以内		60日以内

＊急性期一般入院料1は，この他に①在宅復帰・病床機能連携率が8割以上，②医師の員数が入院患者数の100分の10以上の要件あり．また，急性期一般入院料2・3は，この他に①入院医療等に関する調査への適切な参加，②過去に入院料1の届出実績あり，が必要．

※1　重症度，医療・看護必要度IまたはIIによる該当患者割合．表に掲げた割合以上の患者が入院していることが要件となる．なお，「200床以上」「200床未満」とあるのは，それぞれ「許可病床数200床以上」「許可病床数200床未満」を意味する．

※2　当該病棟に入院している患者の一般病棟用の重症度，医療・看護必要度IまたはIIについて継続的に測定を行い，その結果に基づき評価を行っていること．

[経過措置]
①入院料1〜入院料5＝令和4年3月31日時点でそれぞれの施設基準の届出があるものは，令和4年9月30日までの間に限り，それぞれの基準を満たしているものとする．
②旧入院料6＝令和4年3月31日時点で改定前の急性期一般入院料6の届出があるものは，令和4年9月30日までの間に限り，改定前の入院料6の点数（1,408点）を算定できる．
社会保険研究所：施設基準等の事務手引 令和4年4月版，2022より引用

表5　一般病棟用の重症度，医療・看護必要度Ⅰに係る評価票

A	モニタリング及び処置等	0点	1点	2点
1	創傷処置 ①創傷の処置（褥瘡の処置を除く） ②褥瘡の処置	なし	あり	
2	呼吸ケア（喀痰吸引のみの場合を除く）	なし	あり	
3	注射剤3種類以上の管理	なし	あり	
4	シリンジポンプの管理	なし	あり	
5	輸血や血液製剤の管理	なし		あり
6	専門的な治療・処置 ①抗悪性腫瘍剤の使用（注射のみ） ②抗悪性腫瘍剤の内服の管理 ③麻薬の使用（注射剤のみ） ④麻薬の内服，貼付，坐剤の管理 ⑤放射線治療 ⑥免疫抑制剤の管理（注射剤のみ） ⑦昇圧剤の使用（注射剤のみ） ⑧抗不整脈剤の使用（注射剤のみ） ⑨抗血栓塞栓薬の持続点滴の使用 ⑩ドレナージの管理 ⑪無菌治療室での治療	なし		あり
7	救急搬送後の入院（5日間）	なし		あり

A得点

B	患者の状況等	患者の状態			介助の実施		評価
		0点	1点	2点	0	1	
8	寝返り	できる	何かにつかまればできる	できない			点
9	移乗	自立	一部介助	全介助	実施なし	実施あり	点
10	口腔清潔	自立	要介助		実施なし	実施あり	点
11	食事摂取	自立	一部介助	全介助	実施なし	実施あり	点
12	衣服の着脱	自立	一部介助	全介助	実施なし	実施あり	点
13	診療・療養上の指示が通じる	はい	いいえ				点
14	危険行動	ない		ある			点

（×　＝）

B得点

（次ページへつづく）

表5 一般病棟用の重症度，医療・看護必要度Iに係る評価票（つづき）

C	手術等の医学的状況	0点	1点
15	開頭手術（13日間）	なし	あり
16	開胸手術（12日間）	なし	あり
17	開腹手術（7日間）	なし	あり
18	骨の手術（11日間）	なし	あり
19	胸腔鏡・腹腔鏡手術（5日間）	なし	あり
20	全身麻酔・脊椎麻酔の手術（5日間）	なし	あり
21	救命等に係る内科的治療（5日間） ①経皮的血管内治療 ②経皮的心筋焼灼術等の治療 ③侵襲的な消化器治療	なし	あり
22	別に定める検査（2日間）	なし	あり
23	別に定める手術（6日間）	なし	あり
			C得点

社会保険研究所：施設基準等の事務手引 令和4年4月版，2022より引用

❸入院診療の大原則

　入院基本料，特定入院料を算定するには，もちろん看護の人員体制や患者の重症度・看護必要度などの算定における条件がありますが，それ以上に重要となる算定における大原則があります．

①入院診療計画書を医師，看護師などの多職種で共同して策定していること
②院内感染防止対策の基準を満たしていること
③医療安全管理体制が整備されていること
④褥瘡対策が実施されていること
⑤栄養管理体制の基準を満たしていること

　この5点については，そもそも病院が入院診療を行う場合に満たさないといけない5項目です．①入院診療計画書の策定の中に，看護ケアについて盛り込まれています．入院診療計画書は，医師，看護師などで患者一人ひとりの状態を加味して，入院診療について計画しなくてはなりません．また，④褥瘡対策についても，病院において，褥瘡看護に関する臨床経験を有する専任の看護職員が配置され，高度な専門性を発揮しています．

このように入院料の診療報酬点数には，患者の重症度・看護必要度によって段階的に点数が設定され，主に看護の体制が評価されていますが，そもそも病院の入院診療の大原則として，看護ケアが評価されています．

❹ 入院基本料等加算

入院基本料等加算とは，さまざまな診療体制や管理体制など，入院基本料に加算することができる診療報酬です．非常に多くの入院基本料等加算の項目があり，それぞれに施設基準が定められています．

今回は，看護体制や看護の専門性を評価した入院基本料等加算について代表的なものをご紹介します（表6）．

表6　入院基本料等加算と看護師の配置

入院基本料等加算	看護師の配置と評価ポイント
急性期充実体制加算	救急または集中治療の経験を有し，所定の研修を修了した看護師の配置
緩和ケア診療加算	緩和ケアの経験を有する看護師の配置
精神科リエゾンチーム加算	精神科等の経験を3年以上有し，所定の研修を修了した看護師の配置
栄養サポートチーム加算	栄養管理に係る所定の研修を修了した看護師の配置
感染対策向上加算	感染管理の経験5年以上と所定の研修を修了した看護師の配置
褥瘡ハイリスク患者ケア加算	褥瘡ケアに係る専門の研修を受けた看護師の配置
呼吸ケアチーム加算	5年以上呼吸ケアを必要とする患者の看護に従事し，呼吸ケアに係る適切な研修を修了した看護師の配置
術後疼痛管理チーム加算	手術後の患者の疼痛管理に係る所定の研修を修了した看護師の配置
認知症ケア加算	認知症患者の看護に従事した経験を5年以上有し，適切な研修を修了した専任の看護師の配置
排尿自立支援加算	下部尿路機能障害を有する患者の看護に従事した経験を3年以上有し，所定の研修を修了した看護師の配置

❺ 特定入院料

特定入院料とは，言葉のとおり，特定の治療や基準を満たした機能を有した病棟，治療室，病室において，入院基本料の代わりに算定できる入院料のことです．想像しやすいのは，ICUなどです．ICUでは，もちろん病院によってさまざまですが，特定集中治療室管理料を算定していることが多いのではないでしょうか．また，地域包括ケア病棟入院料や緩和ケア病棟入院料といった，特定の入院経路や特定の疾患の治療を行う入院料も特定入院料の1つです．特定入院料というと，集中治療を必要とする

治療室の診療報酬を想像しますが，こういった特定の入院経路や特定の疾患の治療を行う入院料も特定入院料に該当します．**表7**では，代表的な特定入院料について記載します．

表7 代表的な特定入院料

救命救急入院料
特定集中治療室管理料
ハイケアユニット入院料
回復期リハビリテーション病棟入院料
地域包括ケア病棟入院料
緩和ケア病棟入院料　など

3. 特掲診療料（看護の専門性が施設基準のもの）

前述のとおり，特掲診療料とは「一括して支払うことが妥当でない特別の診療行為に対して個別的な評価」をする診療報酬の項目で，患者の治療のイベントに合わせて個別に請求する項目になります．たとえば，MRI検査を実施したり，手術を行ったりしたら，特掲診療料で設定された診療報酬点数を請求します．なかでも今回は，看護の専門性が施設基準として設定されている特掲診療料で，代表的なものを**表8**に示します．

表8 看護の専門性が施設基準の特掲診療料

看護の専門性が施設基準の特掲診療料	看護師の配置と評価ポイント
糖尿病合併症管理料	糖尿病足病変患者の看護に従事した経験を5年以上有し，糖尿病足病変の指導に係る適切な研修を修了した看護師の配置
がん患者指導管理料	がん患者の看護経験を5年以上有し，カウンセリング等の研修を修了した看護師の配置
外来緩和ケア管理料	悪性腫瘍の患者の看護に従事した経験を5年以上有し，緩和ケア病棟等における研修を修了した看護師の配置
移植後患者指導管理料	造血幹細胞移植に従事した経験を2年以上有し，移植医療に係る適切な研修を修了した看護師の配置
糖尿病透析予防指導管理料	糖尿病および糖尿病性腎症の予防指導経験2年以上，かつ，通算1,000時間以上療養指導，適切な研修を修了した看護師の配置 もしくは，糖尿病および糖尿病性腎症の予防指導経験を5年以上有する看護師の配置
外来腫瘍化学療法診療料	化学療法の経験を5年以上有する看護師の配置
麻酔管理料	麻酔中の患者の看護に係る適切な研修を修了した看護師の配置

4. DPC/PDPS

DPC/PDPSは，2003（平成15）年4月，閣議決定に基づき，特定機能病院を対象に導入された，急性期入院医療を対象とした診療報酬の包括評価方式です．DPC（Diagnosis Procedure Combination）は，わが国独自の患者分類としての「診断群分類」の略称であり，PDPS（Per-Diem Payment System）は，「1日あたり包括支払い方式」の略称です．急性期一般入院基本料に係る届出，または特定機能病院入院基本料（一般病棟の場合に限る）もしくは専門病院入院基本料について，7対1入院基本料または10対1入院基本料に係る届出を行っている病棟で，本制度を導入することができます．

では，DPCとはどのような制度でしょうか？　これまで，入院基本料，入院基本料等加算，特掲診療料について説明してきました．いきなり"入院医療を対象とした包括評価です"と言われても，さっきまで説明した入院料の点数はどこへ行ってしまったの？と疑問をもつと思います．DPCの制度に登録していない病院は，これまで説明した，入院基本料＋入院基本料等加算＋特掲診療料（検査，手術など）の点数を出来高で積み上げていって診療報酬請求を行います．一方で，DPC登録病院はどうかというと，**表9**のとおり，包括評価＋出来高評価の構成で診療報酬を請求することができます．

たとえば，下記の事例で考えていきます．

事例

　入院診療において，脳腫瘍の主病名で，頭蓋内腫瘍摘出術の手術を目的に入院しました．入院期間中には，血液検査を行い，手術をして，疼痛管理のための薬剤を投与し，リハビリテーションを実施し，入院期間14日間で退院しました．

表9の中から事例に該当する項目を選んで分類した結果，**表10**のようになりました．

表9 包括評価制度における包括評価部分と出来高評価部分

「医科点数表」における項目		包括評価	出来高評価
A 入院料等	入院基本料	全て	
	入院基本料等加算	機能評価係数Ⅰ	患者ごとに算定される加算等
	特定入院料	※入院基本料との差額を加算	
B 管理等		手術前後の医学管理料	全て
C 在宅医療			左記以外
D 検査		右記以外	心臓カテーテル検査 内視鏡検査 診断穿刺・検体採取料
E 画像診断		右記以外	画像診断管理加算 動脈造影カテーテル法
F 投薬		全て	
G 注射		右記以外	無菌製剤処理料
H リハビリテーション		薬剤料	左記以外
I 精神科専門療法		薬剤料	左記以外
J 処置		1,000点未満処置	1,000点以上処置 人工腎臓及び腹膜灌流
K 手術			全て
L 麻酔			全て
M 放射線治療			全て
N 病理診断		右記以外	術中迅速病理組織標本作製 病理診断・判断料
薬材料		右記以外	HIV治療薬 血液凝固因子製剤

厚生労働省：保険診療の理解のために【医科】（令和5年度）より引用
https://www.mhlw.go.jp/content/001113678.pdf

表10 事例における包括評価と出来高評価の構成

包括評価	出来高評価
入院料・血液検査・投薬	手術・麻酔・リハビリテーション

　この包括評価の部分が14桁で構成されたDPC（診断群分類）によって，入院期間ごとに包括点数が定められています（図2，3）．

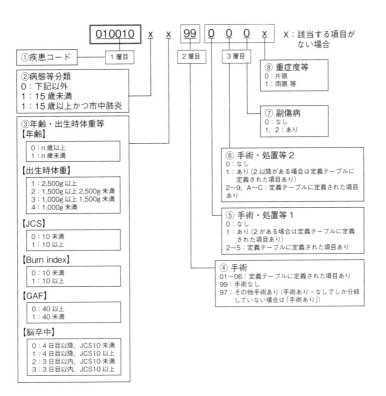

図2　診断群分類の構成（項目の詳細）

厚生労働省：DPC ／ PDPS 傷病名コーディングテキスト（令和 4 年 4 月）より引用
https://www.mhlw.go.jp/content/12404000/000923137.pdf

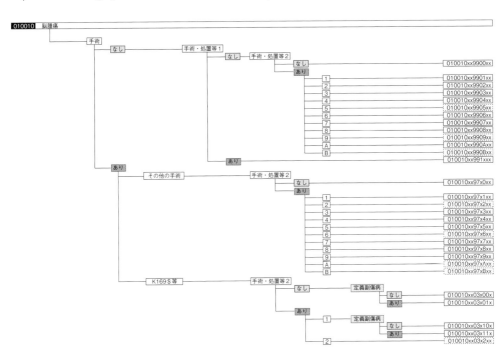

図3　DPC 樹形図の例（脳腫瘍）

事例は，010010脳腫瘍の疾患コードに該当し，「手術あり」「手術・処置等1，2なし」「副傷病なし」で，⑲「010010xx03x00x」のDPC（診断群分類）です（図4）．

010010 MDC01 脳腫瘍

No.	診断群分類番号	入院期間			A 日以下		A 日超 B 日以下		B 日超 C 日以下	
		A	B	C	入院期間 I	点数 / 日	入院期間 II	点数 / 日	入院期間 III	点数 / 日
①	010010xx9900xx	2	8	30	1～2日	3,632	3～8日	2,219	9～30日	1,886
②	010010xx9901xx	7	21	60	1～7日	3,122	8～21日	2,443	22～60日	2,076
③	010010xx9902xx	5	10	30	1～5日	4,785	6～10日	2,589	11～30日	2,201
④	010010xx9903xx	8	16	60	1～8日	2,607	9～16日	1,849	17～60日	1,572
⑤	010010xx9904xx	12	24	60	1～12日	2,927	13～24日	2,077	25～60日	1,765
⑥	010010xx9906xx	1	3	30	1日	3,412	2～3日	1,832	4～30日	1,647
⑦	010010xx9907xx	5	10	60	1～5日	4,559	6～10日	2,359	11～60日	2,005
⑧	010010xx9908xx	16	32	90	1～16日	3,137	17～32日	2,225	33～90日	1,891
⑨	010010xx990Axx	6	13	60	1～6日	9,051	7～13日	3,678	14～60日	3,126
⑩	010010xx991xxx	2	4	30	1～2日	4,124	3～4日	2,935	5～30日	2,495
⑪	010010xx97x0xx	7	16	60	1～7日	3,002	8～16日	2,222	17～60日	1,889
⑫	010010xx97x1xx	19	40	120	1～19日	3,292	20～40日	2,408	41～120日	2,047
⑬	010010xx97x3xx	16	32	90	1～16日	2,812	17～32日	1,995	33～90日	1,695
⑭	010010xx97x4xx	21	42	120	1～21日	3,016	22～42日	2,139	43～120日	1,818
⑮	010010xx97x5xx	15	30	90	1～15日	2,960	16～30日	2,100	31～90日	1,785
⑯	010010xx97x7xx	14	29	90	1～14日	3,291	15～29日	2,335	30～90日	1,985
⑰	010010xx97x8xx	31	62	120	1～31日	3,045	32～62日	2,160	63～120日	1,836
⑱	010010xx97x9xx	26	51	120	1～26日	3,599	27～51日	2,945	52～120日	2,650
⑲	010010xx03x00x	10	19	60	1～10日	3,103	11～19日	2,201	20～60日	1,871
⑳	010010xx03x01x	15	30	90	1～15日	3,071	16～30日	2,179	31～90日	1,852
㉑	010010xx03x10x	15	31	90	1～15日	3,137	16～31日	2,225	32～90日	1,892
㉒	010010xx03x11x	27	53	120	1～27日	3,312	28～53日	2,349	54～120日	1,997
㉓	010010xx03x2xx	16	31	90	1～16日	3,415	17～31日	2,423	32～90日	1,931
㉔	010010xx03x3xx	23	46	90	1～23日	2,787	24～46日	1,977	47～90日	1,681
㉕	010010xx03x4xx	30	61	120	1～30日	3,018	31～61日	2,141	62～120日	1,820
㉖	010010xx03x5xx	19	38	90	1～19日	3,299	20～38日	2,340	39～90日	1,989
㉗	010010xx03x6xx	18	35	90	1～18日	3,052	19～35日	2,165	36～90日	1,840
㉘	010010xx03x7xx	25	51	120	1～25日	3,603	26～51日	2,556	52～120日	2,172
㉙	010010xx03x8xx	32	63	120	1～32日	3,109	33～63日	2,205	64～120日	1,874
㉚	010010xx03x9xx	36	72	120	1～36日	3,513	37～72日	2,874	73～120日	2,587

図4　脳腫瘍のDPC点数早見表と脳腫瘍

医学通信社編：DPC点数早見表 2023年4月増補版，医学通信社，2023を参考に作成

　⑲のコーディングに，入院期間 I 1～10日3,103点 / 日，入院期間 II 11～19日2,201点 / 日，入院期間 III 20～60日1,871点 / 日と設定されています．本事例は14日間の入院だったため，下記の包括評価部分の診療報酬を請求することができます．

$$3{,}103点\times10日+2{,}201点\times4日=39{,}834点$$
　1～10日　　　　　　　11～19日

このようにDPCの特徴として，入院料の設定が階段のように3段階になっており，入院期間が延びれば包括評価点数／日が減点していくしくみになっています．入院期間Ⅰが一番高い包括評価点数になっていることで，良い治療をして早く患者を退院させ，新たな患者を受け入れるといったインセンティブを病院に与え，在院日数の短縮と，効率的で無駄のない医療を実現する目的があります．

　この評価部分に，DPC登録病院は，基礎係数・機能評価係数Ⅰ・機能評価係数Ⅱからなる係数を乗じます．たとえば係数が1.5の病院は，包括評価部分39,834点×1.5＝59,751点となります．係数は，自病院の機能や診療内容などが評価されて決定されます．

　この患者の診療報酬の場合は，下記の金額が収益となるわけです．

「包括評価部分：59,751点（39,834点×係数1.5）＋出来高評価部分：手術点数＋リハビリテーション料」×10円

看護の専門性を生かし病院経営に貢献する

1. タスク・シフト／シェアを実践し看護師本来業務へ

　2021（令和3）年7月9日「臨床検査技師等に関する法律施行令の一部を改正する政令等」が公布され，診療放射線技師，臨床検査技師，臨床工学技士の業務範囲の見直しが行われました．この法改正では，3職種共通の業務の見直しとして，「静脈路の確保とそれに関連する業務」の範囲が明確に拡大しました（図5）．

　この法令改正では，前述の項目以外にも，各職種において業務範囲が法令上拡大しています．これまで医師，看護師が行っていた領域の業務が法令改正を経て，他の医療専門職へ範囲が拡大しています．これは，医師の働き方改革の推進の流れから，他の医療職の業務が拡大されタスク・シフト／シェアに至っているわけですが，これまで看護師が行っていた仕事についても，看護師でなくても行うことができる業務については，タスク・シフト／シェアを考えていく必要があります．他の専門職または医師事務作業補助者といった事務スタッフができる業務を洗い出し，タスク・シフト／シェアを行うことで，看護師の専門性を生かし専門的な看護業務に集中し，看護ケアの充実や新たな患者を受け入れる病棟運営に寄与すると考えます．

静脈路の確保とそれに関連する業務のイメージ

※改正前に実施出来た職種は改正後も引き続き実施可能

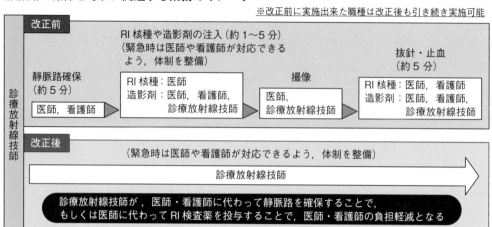

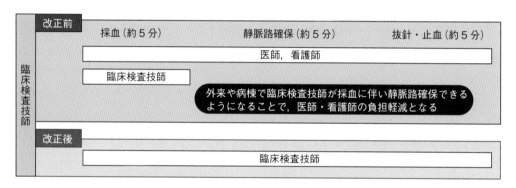

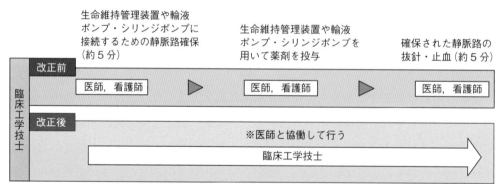

図5 法令改正を行いタスク・シフト／シェアを推進する業務について

厚生労働省：タスク・シフト／シェア推進に関する検討会：議論の整理の公表について（令和2年12月23日）別添3より引用
https://www.mhlw.go.jp/content/10800000/000709446.pdf

近年では，特定行為研修が領域別パッケージ研修となり，より現場に即した看護師の専門性をいかせる研修内容となり，特定行為研修を修了した看護師が活躍しています．特に2020年診療報酬改定では，多くの項目でタスクシェアが評価されました．その中でも麻酔管理料において，特定行為研修を修了した看護師であれば，麻酔中の一部の行為を実施することができるようになり，麻酔管理料を算定することが可能となりました．麻酔の領域においても看護の専門性が発揮できるようになり，今後特定行為も絡め，一層多くの領域で専門性を生かせるようになると考えます．

2. ベッドコントロールと病床稼働率について

冒頭でも述べたとおり，病院の重要な収益源は入院診療です．入院患者を多くみることが入院収益増に寄与するわけですが，病院においては，病床がどの程度稼働しているかを示す指標として，病床稼働率が用いられます．病棟の忙しさや入院患者数について客観的な数値で示すことで，病院の経営層からスタッフまで共通の認識をもつことができます．

もし病床稼働率が上がらないことが課題であった場合，どのようなことが考えられるでしょうか？ もちろん，単純に入院すべき患者が少ないということも考えられます．もしそうであれば，外来機能を見直し，地域連携や健診施設からの患者をリクルートするなど，病院全体で入院医療を提供するために取り組まなければならないでしょう．一方で，入院する患者はいるのに病床稼働率が上がらないといった場合は，解決しなければならない内部の課題が絡み合っているケースがあります．それは，看護師だけでなく，医師の診療体制によっても影響があることですし，手術を実施できない何らかの要因が手術室にあった場合はそこを解決しなければなりません．その一つひとつの課題を抽出したうえで，病院全体で課題に取り組まなければなりません．

病棟での患者受け入れの課題については，中堅看護師の離職などにより人員体制が不安定な場合や，感染症対策のため自宅待機を余儀なくされたスタッフが慢性的にいる場合，または育休明けによる時短や夜勤免除の看護師の人数が増加していることでシフト組みが非常に困難など，さまざまな理由があると思います．そのような環境下で，これまで述べたとおり，いかに看護師が専門性を高く発揮できる環境を病院全体でつくっていけるかが，今後の病院経営において重要な事項になってくると考えます．もちろん，法令改正によりタスク・シフト/シェアが進み，看護師が行ってきた診療行為を他職種が行い，専門性の高い看護ケアを実施していくことも病棟運営の安定化につながります．一方で，法令改正などの業務だけでなく，これまで看護師が当

たり前のように行ってきた業務をあらい出し，薬剤師，技師，事務スタッフにタスク・シフト/シェアできる仕事はないかを考えることが非常に重要なことだと考えます．看護管理者として病院全体を巻き込みながら，働いている看護スタッフにも病院全体で活動していることを情報共有し，看護スタッフが看護の専門性や本来の看護師の業務に専念できる環境をつくることが，安定的な病棟運営と新たな患者のケアを受け入れる1つの解決策かもしれません．

　非常に多くのことが求められる時代になった看護管理者の皆さんですが，地域医療構想や診療報酬の方向性を理解し，病院全体を巻き込みながら質の高い看護ケアを提供されることを願っております．本項では看護における診療報酬の評価という視点で執筆させていただきました．皆さんの今後の看護管理者としての活動の一助になればと考えます．

（利根川 崇）

引用・参考文献

1) 東京都福祉保健局医療政策部：東京都地域医療構想 説明会（2017年5月10日開催）資料，2017
2) 東京都保健医療計画推進協議会：平成30年度第2回東京都地域医療構想調整部会，参考資料3構想区域別 機能別病床数，2018
3) 社会保険研究所：施設基準等の事務手引令和4年4月版，2022
4) 医学通信社編：診療点数早見表2023年4月増補版，2023
5) 厚生労働省：入院基本料の算定用件について
　 https://www.mhlw.go.jp/stf/shingi/2r9852000002kquk-att/2r9852000002kqye.pdf より2023年12月4日検索
6) 厚生労働省：保険診療の理解のために【医科】（令和5年度）
　 https://www.mhlw.go.jp/content/001113678.pdf より2023年12月4日検索
7) 厚生労働省：DPC／PDPS 傷病名コーディングテキスト（令和4年4月）
　 https://www.mhlw.go.jp/content/12404000/000923137.pdf より2023年12月4日検索
8) 厚生労働省：タスク・シフト/シェア推進に関する検討会：議論の整理の公表について（令和2年12月23日）別添3
　 https://www.mhlw.go.jp/content/10800000/000709446.pdf より2023年12月4日検索

第3章

「看護組織の管理」を知る

1) 組織の意思決定

2) 組織変革

① 組織の意思決定

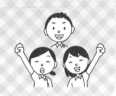

 ●組織の意思決定 ●組織構造 ●ナレッジマネジメント
●コンフリクトマネジメント ●暗黙知

本項では，看護組織を管理する上で重要となる「組織の意思決定」について，意思決定の要素とプロセスなどを概観し，そのプロセスで必要となるナレッジマネジメント，コンフリクトマネジメントについても解説します．

意思決定を行うための基礎知識

看護管理者が管理する組織としていちばんに考えるのは自分の管理する部署ですが，その部署が属する部門や病院などの組織についても理解し考慮しなくては，「看護組織」を管理することはできません．また，組織はその価値観を明らかにし，何を大切にし，向かうべき方向性を理念として持ち，それを現実化する目的の達成のために活動します．ときには環境の変化から新たな目標を持ち，活動することもあります．

看護管理者は，その活動をより効率的・効果的に行うために自分の組織を十分に理解し，目的に導く上で優れた意思決定を行わなくてはなりません．そして，その意思決定は組織の将来あるべき姿に大きくかかわっていくのです．ここではよりよい組織の意思決定を導くための知識と実践について説明します．

看護管理者は優れた意思決定を行わなければならない

1. 組織構造の要素

管理者が組織について考えるとき，その構造の特徴において考慮すべき6つの要素があります[1]（**表1**）．これらの要素は，組織の重要問題に対する答えを導く切り口となります．

表1　組織構造を設計するとき考慮すべき6つの要素

要素	ポイント	看護管理におけるポイント
①職務の専門化	業務の分担をどのように細分化して，その職務を何とするか	・病院組織内における他職種との分業化 ・看護師間の分業化
②部門化	どのようなグループに分かれて職務を分けるか	・看護管理者が管理する部署の細分化 ・部署内に存在する目標達成のためのチームやグループ
③指揮命令系統	各個人やグループは誰に報告するか	・部署内の報告・連絡・相談のルート
④管理の範囲	管理者が効率的かつ有効に指揮できるのは何人か	・管理する部署の人員数と複数の管理補佐の配置
⑤中央集権化と分権化	意思決定の権限は誰が持っているか	・意思決定の権限委譲
⑥公式化	組織内の職務はどの程度標準化されているか	・ルールの設定と遂行

スティーブン・P・ロビンス：組織行動とは何か.【新版】組織行動のマネジメント―入門から実践へ(高木晴夫訳)，p345, ダイヤモンド社，2009を参考に作成

　目的を持って組織を動かす際，看護管理者が自分の組織のこれらの要素がどのような傾向にあるかを把握し，その傾向が目的の達成にどのように影響するかを確認することが，組織管理の重要なスタートとなります．

組織構造を考えるとき，6つの要素を考慮する

❶職務の専門化

　専門化とは，同じ業務を反復して行い専門性を高めることです．そしてその専門性に基づき業務を分業することで，効率的に業務を遂行できると考えられています．

　そもそも病院をはじめとする医療施設は多くの専門職が集まる組織のため，それぞれの職種によって業務は分業化されています．しかし，医療を取り巻く環境の変化によってその職務は複雑化し，多職種間での協働という中での業務の分業化も変化してきました．部署内では介護職や看護補助者などとの分業化，そして院内では医師・薬剤師をはじめとした他職種とのチーム医療の実施の中で，より効果的な分業を考えていかなければなりません．

　看護職間での専門化も考えなければなりません．専門性の高い知識をもつ専門・認定看護師，医師からの手順書により一定の診察補助を行う特定行為看護師などの活躍はより質の高い看護サービスの提供に有益ですが，その職務が組織内で明確であり適切な分業化がなされることによって，より協働の質は向上します．

❷部門化

　部門化とは，業務内容によって分けられたグループの集合体を作ることです．看護

部門は複数の病棟や外来，特殊領域といった1つひとつの看護単位が存在し，部門化しています．

部署内でも日常の看護ケア以外に業務や質改善の効率化を考え，役割を細分化する場面もあるでしょう．たとえば，感染予防の担当チームや新人教育の担当チームなどは，部門化の一部と言えるでしょう．

❸指揮命令系統

指揮命令系統と言うとやや堅苦しいイメージですが，情報の伝達やものごとを決定するための話し合いの関係を明確にすることです．いわゆる「ほうれんそう（＝報告・連絡・相談）の明確化」と言ってもよいでしょう．後述する権限の分割にも関連します．

看護管理者にとって情報の伝達やそれらの調節は重要な役割の1つと言えますが，現在では適切な権限委譲も組織の効率化には必要と考えられるようになっています．

❹管理の範囲

管理の範囲とは，1人の看護管理者が効果的・効率的に管理できる組織は何名ぐらいかということです．診療報酬によって看護配置数の基準は明らかですが，病床の保有数はそれぞれの組織によって異なるので，人員数は看護単位によってさまざまでしょう．1看護単位に看護管理者1名だけでは不十分な場合には，複数の管理者を配置したり，管理者の下に複数の補佐がいたりする場合もあるでしょう．

❺中央集権化と分権化

意思決定の権限を持っている階層によって，その組織の中央集権度が決まります．権限が上層部に集中していれば「中央集権化」，各部署に権限の委譲がなされていれば「分権化」されていると言えます．

いわゆるトップダウンの組織の場合，ものごとの決定のスピードは速いですが，現場の意見が反映されにくい傾向があります．一方，現場に意思決定の権限が委譲されている場合，現場の意見が反映され，理解されやすいものとなりますが，協議が必要なため意思決定に時間がかかることが多くなります．

❻公式化

公式化とは，個人の仕事の進め方をどの程度まで規則や規定として定めているかということです．個人が好き勝手に行動すれば組織はまとまりがなくなりますし，必要以上にルールに縛られれば組織は自由さを失い，変革や発展にマイナスの効果を及ぼすことになります．

から得られたことによって変化し，蓄積される資源なのです．

　ですから，その資源を活用していくことが「知識の管理＝ナレッジマネジメント*1」なのです．もちろん，知識は個人だけが持つ資源ではありません．組織も同じように知識という資源を持ち，それを活用することで優れた意思決定がなされていくのです．

　知識には2つの次元があると言われています．1つは「暗黙知（tacit knowledge）」で，個人が自分の経験によって備えた経験的知識を言います．言語表現や伝達が難しいことが特徴です．もう1つの「形式知（explicit knowledge）」は，文字などでの表現が可能で，容易に伝達や共有が可能な知識です．この2つの知識は組織の中の相互作用を通して，4つのモードに変換することができると考えられています[2]（図2）．

知識は，私たちが持つ資源の1つで，「暗黙知」と「形式知」がある

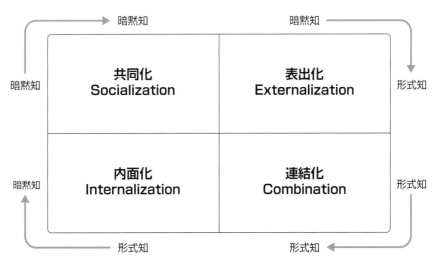

図2　知識変換の四つのモード

野中郁次郎ほか：知識変換の四つのモード．知識創造企業，p93，東洋経済新報社，1996より転載

①共同化（Socialization）：個人の暗黙知の経験を共有することで知識を創造するプロセスです．文字や言葉を使わずに他者の行動を観察することから学び，それを模倣することによって知識を得ることは，看護技術の世界の中でもよくあることで

用語解説

＊1　**ナレッジマネジメント**：knowledge management．個人の持つ知識や情報を組織全体で共有し，有効に活用して業績をあげようという経営手法．「形式知」だけではなく，「暗黙知」も含んだ幅広いものを指す

しょう．そのことと同様に日々の看護管理の業務の中から優れた先輩の知識を学び取り，それを真似てみることはおそらく多くの看護管理者が行っていることでしょう．

②表出化（Externalization）：暗黙知を明確化し，文字やモデルなどに表すプロセスです．実際，言葉として明らかにするので，他者との対話や共同作業の中からこのプロセスは導き出されます．

③連結化（Combination）：異なった形式知を組み合わせて，新しい形式知を生み出すプロセスです．ものごとに変化を起こすとき，以前からある業務プロセスや手順を参考にする場合などはこのプロセスをとっていると言えるでしょう．

④内面化（Internalization）：形式知を暗黙知へ変化させるプロセスです．前述のプロセスを経て組織の中での暗黙知となり，組織風土や組織文化の礎となっていきます．

コンフリクトマネジメント[*2]と交渉術

1. コンフリクトのプロセスと活用

組織の意思決定のプロセスにおいては，意思決定参加者の合意形成が必要となります．そこに意見の相違や利害関係から「コンフリクト（conflict）＝葛藤や対立」が発生すると言われています．つまりコンフリクトの発生は，両立することができない複数の目標を支持する人やグループが同じ組織の中に存在することによるものです．

「葛藤」や「対立」という言葉は，人間関係上よい意味にはとらえにくい言葉ですが，組織におけるコンフリクトはいわゆる相互作用的なもので，組織の活性化や創造的な考えのためには必要なものとしてとらえることが可能です．

多くの専門職が協働する医療施設では，価値観の相違によるコンフリクトが多く存在します．日常的にチーム医療を実践する仲間として協力しているが，実はお互いの職種の成り立ちや専門性などについて，十分に知らないということは少なくありません．また，お互いの人的・金銭的・空間的・時間的資源のそれぞれを重要視するがゆえに，譲り合えない状況も発生します．

用語解説

＊2 **コンフリクトマネジメント**：conflict management. 組織運営においてネガティブにとらえられがちな「葛藤や意見や利害の対立」を組織の活性化や成長の機会ととらえて，積極的に受け入れて問題解決をしていこうとする考え方

そのような関係性の中で組織のための優れた意思決定を行うためには，コンフリクトについて理解し，その解決のための交渉術を知ることです[3]（図3）.

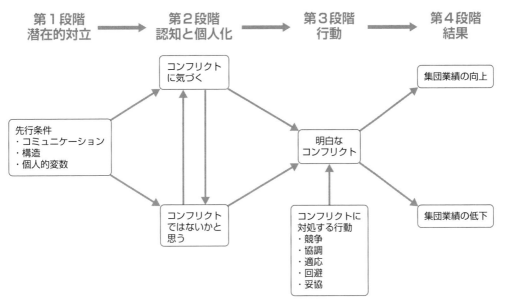

図3 コンフリクトのプロセス

スティーブン・P・ロビンス：コンフリクトのプロセス.【新版】組織行動のマネジメント－入門から実践へ（高木晴夫訳），p321，ダイヤモンド社，2009より引用

①**第1段階　潜在的対立**：コンフリクト発生の原因となる要素は3つあります．1つ目は「コミュニケーション」です．言葉の誤解などがあげられ，そのプロセスにおける問題が協調を妨げ，コンフリクト発生の原因となります．2つ目は「構造」ですが，ここでは専門化と規模が大きな要因となります．3つ目は「個人的変数」で，これは個人の価値観や相互の考え方の相違で，コンフリクト発生の最も大きな影響因子と言えるでしょう．

②**第2段階　認知と個人化**：第1段階の条件がそろっても，お互いがそれをコンフリクトと認知しなければ，それは現実のものにはなりません．原因を認知した後，個人がそのことがコンフリクトであると感じたときに，初めてコンフリクトとして発生します．

③**第3段階　行動**：コンフリクトを認知した個人が，他者の目標達成を妨げるような行動や合意形成のための行動をとるのが第3段階です．その対処方法としては「競争」「協調」「適応」「回避」「妥協」があげられます．お互いが利益を得ようとする「協調」や利益を分配して妥当的な結果を出す「妥協」は比較的ポジティブな行動です

が，勝ち負けの関係性が生じる「競争」やコンフリクトを無視する「回避」，関係性維持のために相手の利益を優先する「適応」は，ネガティブな経験として第4段階の結果に影響を及ぼします．

④**第4段階　結果**：コンフリクトが建設的な結果をもたらした場合，組織の意思決定の質は向上し，創造性を豊かにし，変革のための文化を育む結果をもたらします．

一方，その結果が組織の業績を低下させるものであった場合，非生産的なコンフリクトとその対処方法であったと振り返るべきでしょう．

2．コンフリクトが起こった際の交渉術

コンフリクトのプロセスと活用を理解したところで，その「行動」における1つの方法である交渉術について考えていきましょう．交渉は，組織内すべての相互関係の中に存在します．交渉には2つのタイプのアプローチがあると言われています[4]．

①**奪い合い型**：これは「一方が得をすれば他方は損をする」という利益対立型のタイプです．この場合，交渉の方法としては自分の持つ目標点に相手を近づけさせることとなります．相手が自分の出す条件を受け入れるように説得したり，自分の目標を相手のそれより正当化する情報を提示したりしなければなりません．

②**統合型**：これは双方が勝利を得るタイプです．この場合，双方の条件が公平であり，双方が勝利感を得る交渉には，交渉者双方が絆を築く必要性があります．また，統合型の交渉は，結果として将来の共同作業や変革によりよい影響をもたらします．

実践のPOINT

①組織構造の6つの要素

組織構造の重要性を知りながら，自分の部署や病院について明確に把握できずに看護管理者となることは少なくありません．看護管理者が行う組織の意思決定は組織の将来に大きく影響を及ぼすため，自分が管理する部署，自分が所属する部門そして医療組織の全体を客観的にとらえておくことは重要です．

組織の理念やビジョンを知り，看護部そして自分の部署の役割を理解し，組織構造の要素がどのような状況にあるかを確認しましょう．その情報は，看護管理者が自部署の意思決定を実践する上で常に必要なスタートラインとなるはずです．

②意思決定のプロセス

　ステップを踏んだプロセスによる合理的な意思決定について説明しましたが，看護管理を実践する中では，図1（p105）のような綿密なプロセスをじっくり考える時間をとれずに意思決定しなくてはならないことが頻繁にあります．そのような場合，看護管理者は図4のような意思決定を行っていると考えられます．

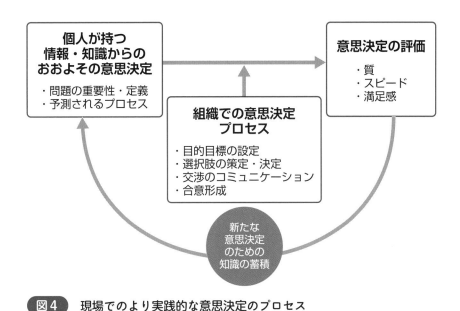

図4　現場でのより実践的な意思決定のプロセス

　まず問題や課題を把握したとき，「個人が持つ情報・経験からのおおよその意思決定」がなされます．個人が今までの経験などで得た知識や情報から，ある程度の目標や選択肢を設定します．プロセスを踏む時間がなければないほど，ここで行われる意思決定は具体的なものになります．

　自分が学習してきた意思決定のための知識を全否定する必要はありません．しかし，このような場合には直感で生じやすいバイアスの排除などが重要になってきます．その後，「組織での意思決定プロセス」が実施され，結果として妥協点が見い出され，意思決定がなされます．そして，その意思決定の結果の評価が，次の意思決定の新しい知識となって蓄積されます．

③ナレッジマネジメント

　看護管理の実践において，知識をどのように「組織の知識」として活用していけるでしょうか．

日常業務の中での共同化を考えるとき，模倣の対象が暗黙知であることを意識して共有・実践することは難しいことかもしれません．うまくいった体験を書きとめる，看護管理者同士で振り返りを行うことなどが，共同化から表出化へのプロセスには必要と考えられます．

連結化は，比較的公的なディスカッションの場でなされていくでしょう．そのプロセスの中で，いかに参加者の同意を得られたかによって，その後の内面化のスピードが変わってくるでしょう．

④コンフリクトマネジメント─交渉という対話のためのコミュニケーション

組織の意思決定を行うには，方向性の違う個々のベクトルを同じ方向に向け，合意形成をはからなくてはなりません．公的な委員会やプロジェクトはもちろん，公的ではない場においてもアサーティブなコミュニケーションが必要になってきます．

アサーティブなコミュニケーションとは，自分も相手も尊重しながら，自分の意見・考え・欲求・気持ちを率直に，正直に，その場の状況に合った適切な方法で述べることによって，人間関係を創っていく自己の表現方法です．その実践には，4つのポイントがあります．

(ポイント1) 共通認識を確認してから会話を始める

話の対象となる問題・課題が同じであることを認識しているかの確認が大切です．たとえば，シフト間の申し送りの改善が課題だが，改善のための問題点が一致していない場合，話し合いは難航するでしょう．ある人は申し送りに時間がかかること，ある人は申し送りの内容，ある人は申し送りの実施時間が問題と考えながら話し合っても，スムーズにコミュニケーションができません．まずは共通認識を確認した上で話し合いを始めましょう．

(ポイント2) よりよいタイミングをとらえる

自分にとっては今がコミュニケーションをとるタイミングでも，相手にとってはそうでないときも多々あります．日々の忙しい業務の中で「今しかない！」「今，片付けなくては！」という自分の思い込みで相手のことを考えずに接すると，スムーズにはいきません．忙しい業務の中でタイミングを見つけるための間を持つことは難しいことかもしれませんが，「急いてことを仕損じない」ようにすることで，よりよい意思決定を導けるでしょう．

ポイント3 自分の考えを意識して発言する

　問題や課題に対して自分がどのような考えや意見を持っているのかをあやふやにしたまま，組織の意思決定の場に望んでもよいコミュニケーションにはなりません．アサーティブなコミュニケーションは，自分の考えを大切にすることで初めて成り立ちます．そのことを日頃から意識して，自分がものごとにどのような考えを持っているかを明確にすることを意識し，意思決定の場でのコミュニケーションにのぞみましょう．

ポイント4 自分と違う意見に戸惑わない

　最後のポイントは，自分の意見が受け入れられなかったときの準備です．業務の中で「自分の考えはよい考えだ」「この意見は正しい」と考え，会話を始める人が多いのではないでしょうか．とくに臨床現場では，患者のためを考えて意見を言うため，自分の意見を否定されたり，違う意見を返されたりして戸惑うことがあるのではないでしょうか．自分の考えや意見を否定されると，人は多かれ少なかれ落ち込んで，ときにはそれ以上意見を言うことができなくなることがあります．また，感情的になって，それ以上問題解決のための会話が続けられないこともあります．それは前述の3つのポイントがおさえられていない場合もありますが，自分の考えがよく伝わるような伝え方をしていなかったり，異なる意見とのディスカッションが必要な場面だったりすることもあります．相手の意見が自分とまったく違っていても動揺せず，コミュニケーションを続けられるように「違う意見が出されることもある」という気持ちで話すことが大切です．

組織の意思決定には，アサーティブなコミュニケーションが不可欠！

（髙井 今日子）

引用・参考文献

1) スティーブン・P・ロビンス：組織行動とは何か.【新版】組織行動のマネジメント―入門から実践へ，（高木晴夫訳），p345，ダイヤモンド社，2009
2) 野中郁次郎ほか：知識変換の四つのモード. 知識創造企業，p93，東洋経済新報社，1996
3) 前掲書1），p321
4) 前掲書1），p333
5) 印南一路：すぐれた意思決定―判断と選択の心理学. 中央公論新社，2002
6) 大串正樹：ナレッジマネジメント―創造的な看護管理のための12章. 医学書院，2007
7) 宮川公男：意思決定論―基礎とアプローチ. 中央経済社，2005

2 組織変革

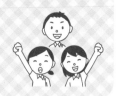

●組織変革　●参画的変化サイクル　●規範的変化サイクル
●変革のプロセス　●組織変革への抵抗

　組織の存続・成長のためには，組織変革が不可欠です．本項では，部署・病院の変革に看護管理者がかかわることの必要性とその実際について解説します．

組織変革の基礎知識

1. 組織変革の必要性

　組織は，その存続・成長のために常に変革が必要とされています．医療サービスを提供する組織も社会的環境の変化に大きく影響を受け，常に変革が必要とされます．看護組織も超高齢社会の到来や診療報酬などの制度的な外的因子，組織内における他職種とのチーム医療や就業者状況の変化などの組織の内的因子による影響を受け，変革が必要とされます．

　とはいえ，すでに存続する組織で日々の業務を行う中では，業務上の問題解決を積み重ねることに終始してしまうことが少なくありません．または，看護管理者の役割として形骸化したルールを守ることだけにフォーカスしてしまう状況に陥ることもあるかもしれません．しかし，看護管理者は組織の停滞や衰退の危機を早期に察知し，組織の成長を促す変革を実践しなくてはなりません．

2. 組織変化のサイクル

　組織の変化を組織のレベルで考えるときは，変化のサイクルが重要であると言われ，そのタイプは2つに分けられます[1]．このサイクルを理解した上で，変革をもたらす戦略を考えることが可能になります．

❶参画的変化サイクル（図1）

　この変化のサイクルは，組織のメンバーから徐々に起こしていくものです．変化に関する情報を知識に変え，その変革に興味を持ち，参加しようとする変革への態度に

変わり，行動を起こし実践にかかわっていきます．そして組織の行動に変化が起こり，変革への実践ができるようになります．

リーダーシップを発揮できるメンバーの存在や変革の必要性がより組織にコミットしていれば，この変革は実践しやすいでしょう．反面，メンバーの合意形成が必要になりますから，時間がかかってしまうこともあります．

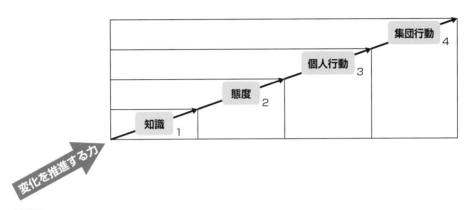

図1 参画的変化サイクル

ポール・ハーシィほか：変化（CHANGE）のサイクル．行動科学の展開【新版】（山本成二ほか訳），p391，生産性出版，2000 より転載

❷規範的変化サイクル（図2）

この変化のサイクルは，トップダウンで変化を求められた際に看護管理者が活用するサイクルです．看護のトップマネージャー（看護部長など）や看護管理者は，病院が新しい事業を始める場合や診療報酬の改定，地域の医療提供ニーズの変化からこのサイクルでの変革を行わなければならないことがあります．

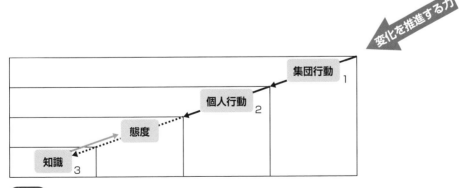

図2 規範的変化サイクル

ポール・ハーシィほか：変化（CHANGE）のサイクル．行動科学の展開【新版】（山本成二ほか訳），p391，生産性出版，2000 より転載

トップダウンという方向に少し抵抗が生じる場合もありますが，個々のメンバーにはトップダウンからの要請を知識に変換し，新たな態度，そして個人行動を促すことにつながるサイクルです．参画的変化サイクルとは反対に，メンバーの中にリーダーシップがなくても管理者のリーダーシップによって牽引され，短期間で変化をもたらすことが可能となります．

3. 変革のプロセス（行動科学）

社会心理学者のクルト・レビンは，変革のプロセスを以下の3段階にまとめました（図3）．看護管理者は段階ごとにリーダーシップを発揮し実践していく必要性があります．

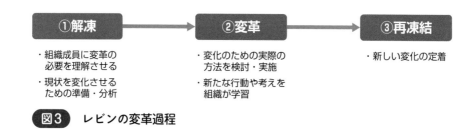

図3 レビンの変革過程

①**解凍（unfreezing）**：組織のメンバーに変革が必要であることを理解させ，現状を変化させて，変化に向かっていく準備を行う段階です．すでにできあがった組織では，この点に気づくことが看護管理者にとっての大きな使命です．看護管理者が組織変革の必要性に気づいたところで1人では変革はできませんから，組織のメンバーにその理解を促すために話し合い，データや情報を共有し，ほかの部署の協力を得て，変革への準備を整えます．

②**変革（changing）**：変化のための具体的な方法を実践していく段階です．協力を得られたメンバーと目的・目標を明らかにして行動していきます．組織の構成が大きければ大きいほど意思決定に時間がかかりますので，計画をしっかりと立てて実践していく必要があります．

③**再凍結（refreezing）**：新しく導入された変化を組織に定着させます．つまり維持する段階です．この段階は評価されることが比較的少ない傾向にあります．第2段階の実践に力を入れ，変革の目的が達せられたところでなんとなく安心してしまうことはないでしょうか．組織のメンバーは，組織内も組織外も流動的であるため，変革の評価と定着をはかれないうちに，元の状態に戻ってしまうこともあります．

この段階については看護管理者がしっかりと実行し，確認することが必要です．

組織変革への抵抗

1．組織変革への抵抗とは

変革の実践過程には抵抗力が存在し，その力をコントロールすることが変革の質に影響を与えます．その種類について説明しましょう．

❶既存のルールと習慣

複雑な社会に対応するために人はルールを作り，習慣的に行動します．習慣とルールを変える場合，その必要性が理解できなければ変えることができません．

❷失敗というリスクへの不安

変革の結果がよい方向に進まないという懸念がある場合，そのリスクに対する不安を容易に克服できないことがあります．個々の体験や失敗による懲罰や不利益が具体的であればあるほど抵抗力となります．

❸知識や情報の不足

分析のための情報やデータの不足により，変革の効果を実感することができず実践が難しくなる場合があります．また変革を望まない状態では，無意識に情報やデータの収集が不十分になったり，変革を妨げる情報ばかりを集めてしまう傾向もあります．

❹専門性の侵害

変革によって，自分たちが従来やってきた業務の専売特許（と思っているもの）を奪われてしまうという考えも抵抗につながります．業務が減るという物理的な問題ではなく，そのことによって持っていた自分たちの発言力などを失うのではないかというおそれが抵抗力になります．

❺権力への脅威

上司や上層部に反対されることを予測し，それを避けたいという抵抗力です．

❻資源分配への影響

人やもの，資金や場所など自分たちの持つ資源が軽減するという考えによる抵抗力です．限られた資源の中での業務量の増加や持っている資源を提供することが明らかであると，変革後の利益を考えずに反対することにつながります．

2. 抵抗への対策

変革への抵抗に対しては，次のような対策が考えられます

❶ コミュニケーション

組織メンバーとのコミュニケーション不足は，変革の大きな障害となります．コミュニケーションは，相互の理解と信頼の確立に不可欠であるため，個人あるいはグループと，場面や対象をうまく活用してコミュニケーションをはかることが有益です．

❷ 参加

変革のプロセスへの参加を積極的に促します．単に結果を受け入れるようにするのではなく，メンバーの意見を取り入れる機会を作ることで抵抗を建設的な意見に変えることが可能になります．

❸ 支援と報酬

報酬というと金銭や昇格というイメージになりがちですが，変革に参画したことによって業績を認め，メンバーが希望する研修に参加することを認め，業績を学会発表につなげられるような支援も有益です．また，何といっても変革に協力してくれたことへの感謝と賞賛を明確に伝えることを忘れてはいけません．

❹ 学習する組織の構築

看護管理者は自分の組織を常に変革に向かうことのできる組織にしておかなければなりません．継続的な変革への能力を備えて組織を作ることで，看護管理者はより看護組織の管理の可能性を広げることができます．

実践のPOINT

看護管理実践の現場では，参画的変化サイクルと規範的変化サイクルに対応する組織を作っていくことが重要です．

とくに参画的変化サイクル（組織のメンバーによる変革）は，専門職としてより患者の近くで看護実践を行う看護師の組織には必要不可欠です．

また，現場の変革なくして病院組織全体の変革はありえませんから，たとえ規範的変化サイクルのように影響要因がトップダウンによるものであったとしても，それがすでにメンバーの知識の中にあることであれば変革のサイクルはより促進できるでしょう．

新人や経験の少ないメンバーが多いからといって，参画的変化サイクルができない
と諦めるのではなく，変革の必要性を予測しメンバーの知識としてあらかじめ与える
ことができれば，規範的変化サイクルも可能となるでしょう．

　変革のサイクルにあてはめて，自部署がどのような傾
向にあるのかを常に理解することは，看護管理者の変革
の牽引力になるでしょう．

参画的変化サイクルは，看護師の組織には必要不可欠！

（高井 今日子）

引用・参考文献

1）ポール・ハーシィほか：入門から行動へ 行動科学の展開―人的資源の活用【新版】（山本成二ほか訳），p390，生産性出版，2000
2）スティーブン・P・ロビンス：二つの見解．【新版】組織行動のマネジメント―入門から実践へ（高木晴夫訳），p435，ダイヤモンド社，2009

第1部　看護管理者に必要な知識と実践のポイント

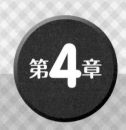

第**4**章

「人的資源」を活用する

1）人事・労務管理の基礎知識

2）人を育てて，活かす

1 人事・労務管理の基礎知識

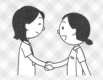

- 目標管理
- 人材
- 労働基準法
- 就業規則
- 健康管理

　人事・労務管理とは，組織の目的達成に役立てるために経営資源である「人材」を活かすための一連の管理活動のことを言います．本項では，看護管理者が知っておくべき人事・労務管理の基本的な知識と看護管理者が留意すべきことについて説明します．

人事・労務管理とは

1. 経営と人事・労務管理

　病院には理念や経営方針があります．病院の理念は病院の目的や使命などを言葉で表したものです．また，経営方針は，病院の理念を達成するために何をどうやって行うかを定めたものです．しかし，これらが策定されただけでは，誰が何をすればよいのかがわかりません．そこで，病院は経営方針に基づいて病院組織の各部署の業務計画を設定することによって各部署が実践することを明確にします．これが「目標管理」です．実践することが明確になれば，各部署の目的を達成するために必要な人材がどのような人材なのかも明確になります．

　病院の経営を実践していくのは，病院で働く「人」であり，**人事・労務管理とは，病院の理念や経営方針を実践するために必要な機能ということになります**．

　人事・労務管理の目的は，病院の持続的な発展と職員の成長や生活の安定に寄与することです（図1）．人事・労務管理にかかわる職員は，それぞれの働き方や処遇に関するルールの決定や運用をします．そして，職場の環境を改善し病院内の秩序の安定と維持をはかります．人事・労務管理の内容は多岐にわたり，職員の募集や採用から，配置，異動，教育訓練，人事考課，昇進，昇給，賃金や労働時間の管理，退職などを含みます．一方で，職員は人事・労務管理がしっかりなされることによって，自分の評価が明確になりますし，教育研修を受けることによって働くことへの意欲の向上や能力開発という恩恵を受けることもできます．

```
┌─────────────────────────────┐
│        人事・労務管理         │
└─────────────────────────────┘
病院の目的達成に役立てるために，経営資源である「人材」の効果的活用をはかる一連の管理

              ┌──────┐
              │  目的  │
              └──────┘

┌─────────────────┐      ┌─────────────────┐
│ 院内秩序の安定・維持 │      │ 職員の意欲向上と能力開発 │
└─────────────────┘      └─────────────────┘

        ┌─────────────────────────────┐
        │ 病院の持続的発展と職員の成長に寄与 │
        └─────────────────────────────┘
```

図1　人事・労務管理の目的

2. 人事・労務管理上の看護管理者の役割

　経営資源には，「人」「もの」「金」「情報」などがありますが，「人」である人材の特徴は，活用や育成のしかたによって，できることが大きく伸びる可能性があるということです．そのため，今できることだけではなく，**将来の可能性を視野に入れてマネジメントすること**が必要です．

　また，「人」は感情を持っています．「人」をマネジメントする際には**感情に配慮する**ことが大切です．感情に配慮することによって「人」はより輝きます．

　さらに経営資源として「人」を活かすために，看護管理者は正しい労働法規の知識をもとに的確な対応・行動を行うこと，つまり，法令遵守（コンプライアンス）を重視することが大切です．コンプライアンスとは，社員が仕事をする際，その行動の理由を問われたときに答えられることです．

> 「人」を活かすためには，法令遵守（コンプライアンス）を重視！

　また，看護管理者は人事・労務管理の一連の流れを理解し，適切にマネジメントしていきます．そして，看護職の採用から退職，就業中に関して必要なときには自病院の方針を説明できなくてはなりません．

3. 人材確保から退職まで

　人材を確保するためには要員計画の策定をし，それに基づいて必要とする人材を採用することが必要です．そのためには，現状を分析し，いつまでに何人の採用を行うのかを明確にします．雇用形態や採用方法についても検討し，具体的なスケジュールを作成して，募集・面接などを行っていきます．

入職後は，人材が定着するための施策（計画的な教育や面談，評価など）を実施し，さらに要員計画と実際の人員のズレをチェックします．また，従業員から退職願いが提出された場合には必要な手続きを行います．

これらの業務については人事部が中心となって行われます．しかし看護管理者も採用時の面接に参加するなどでかかわることがあります．また看護管理者は病院全体での人員の充足度はどうなのかを理解し，自分はどのような人材を必要としているのかを明確にし，必要ならば，人を増やして欲しいなどの意見を言わなければなりません．

労働基準法

労働基準法は，賃金，労働時間，休暇などの労働条件の最低基準を定めており，労務管理の基盤となる法律で，労働者を保護することを目的としています．基準を定めることで労働者が不当な労働を強要されないように労働者と使用者が対等の立場で労働協約，就業規則，労働契約を決定し，双方が誠実に義務を履行することなどを規定しています．

1．法定労働時間

法定労働時間は原則として週40時間，1日8時間ですが，看護職は，夜勤があることから，一定期間の1週間あたりの平均就業時間が所定労働時間（事業所ごとに就業規則や雇用契約書で定めている労働時間）の範囲にあればよいとされています．たとえば，週によっては所定労働時間の40時間を超えても，平均して40時間以内であれば適法とされます．これを変形労働時間制と言います．

変形労働時間制には，1か月単位，1年単位などがあります．1か月単位の変形労働時間制は，労使協定または就業規則によって導入できますが，1年単位の場合には，事業所において過半数の労働者を組織する労働組合または過半数の労働者を代表する者との労使協定を締結する必要があります．

2．36（サブロク）協定

法定労働時間を超えて労働（法定時間外労働）させる場合や法定の休日に労働（法定休日労働）させる場合には，届け出が必要となります．いわゆる「36協定」と言われるものです．36協定では，「1日」，「1日を超えて3か月以内の期間」，「1年」のそれぞれについて，延長することができる時間を定めることができます．しかし，延

長可能な時間には限度がありました．しかし，この上限については罰則による強制力がなく，特別条項を設けることによって，時間外労働を行わせることが可能であったため，2019年4月より時間外労働の上限規制が規定されました．

この改正によって，時間外労働の上限は原則として月45時間・年360時間となり，臨時的な特別な事情がなければこれを超えることができなくなりました．そして，臨時的な特別な事情があり，労使が合意する場合であっても，**表1**を守らなくてはならなくなりました．

違反した場合には，罰則として6か月以下の懲役または30万円以下の罰金が科される可能性があります．

医師に関しては2024年3月31日まで猶予期間があります．猶予後である2024年4月1日以降は，原則「年960時間，月100時間」となり，年960時間超の時間外・休日労働が可能となるのは都道府県知事の指定を受けた医療機関で指定に係る業務に従事する医師のみとなります．

表1 臨時的な特別な事情があった場合の時間外労働の上限

時間外労働が年720時間以内
時間外労働と休日労働の合計が月100時間未満
時間外労働と休日労働の合計について「2か月平均」「3か月平均」「4か月平均」「5か月平均」「6か月平均」がすべて1月あたり80時間以内
時間外労働が月45時間を超えることができるのは年6か月が限度

3. 休日

休日は毎週1日以上を原則としており，変則勤務者には変則休日が認められています．しかし，健康管理上，週1日程度の休日が望ましいとされています．この法定休日は，原則として暦日，つまり午前0時〜午後12時の休業を言います．たとえば，夜勤明けの日は，次の勤務まで24時間空いていたとしても，法定休日を与えたことにはならないので注意が必要です．

4. 年次有給休暇

入職して6か月間勤務し，その出勤率が8割以上であれば，原則10日の年次有給休暇が付与されます．たとえば，週の所定労働時間が30時間以上であれば，所定労働日数に関係なく10日が付与されます．30時間未満であれば，週の所定労働日数により，または年間の所定労働日数（週以外の期間によって労働日数が定められている場合）により，付与日数が決まります．週の所定労働日数が1日であっても年次有給

休暇は発生しますので，パートでも年次有給休暇は付与されます．

　労働者が年次有給休暇を取得したい日は無条件で与えられます．ただし，年次有給休暇を取得させることにより，事業の正常な運営を妨げることとなる場合には，使用者は労働者に対して別の日に取得するように求める権利が認められています．これを「時季変更権」と言います．しかし，この「事業の正常な運営を妨げる場合」とは，単に「人手が足りない」，「忙しい」というだけの理由では安易に行使できません．

5．振替休日と代休

　「振替休日」とは，あらかじめ休日と定められた日を労働日とし，その代わりにほかの労働日を休日とするものです．たとえば，休日である日曜日を勤務日に変更する代わりに，もともとの勤務日である水曜日を休日にするなどのように，休日とほかの勤務日をあらかじめ使用者が指定して振り替えることを言います．

　一方，「代休」とは，休日労働が行われた場合に，その代償として以後の特定の労働日を休日とするものです．休日の振替手続きをとらず，本来の休日に労働を行わせた後に，その代わりの休日を付与することを言います．この休日は，使用者が指定することもあれば，労働者の申請によって与えることもあります．

　両者の大きな違いは，割増賃金の発生の有無です．振替休日は，振り替えた休日が同一週内の場合，休日出勤日には割増なしで通常の賃金を支払えばよく，振替休日に賃金を払う必要はありません．これに対して代休は，休日出勤日に割増賃金を支払わなければなりません．休日に出勤して労働した，という事実が残るからです．このように一見すると振替休日のほうが使用者にとって有利に思えますが，振替休日にはいくつかの要件があります．

　まず，そもそも就業規則などに振替休日が規定されていることが必要です．その上で，振り替える休日があらかじめ特定されており，その振替休日は所定の4週間以内の日でなければならない上に，振替は前日までに本人に予告されなければなりません．

　また，時間外労働と休日労働については割増賃金の支払いが必要です．時間外労働の割増賃金の割増率は25％以上，また月60時間を超える時間外労働については50％以上，休日労働の割増賃金の割増率は35％以上です．

6．宿直と夜勤

　「宿日直勤務」は夜勤と混同されやすいので注意が必要です．労働基準法における「宿日直勤務」とは，宿直または日直の勤務で断続的な業務について，労働時間など

に関する適用を受けることなく働いてもらうことができます．ただし，**労働基準監督署長の許可**を受けなければなりません．医師・看護師などの宿日直勤務の許可にあたっては，「医師・看護師等の宿日直勤務許可基準について」という具体的な基準が定められています（表2）．

表2	医師・看護師などの宿日直勤務許可基準
1	通常の勤務時間の拘束から完全に解放された後のものであること
2	一般の宿直業務以外に，休日，夜間（例：非輪番日）において少数の軽症の外来患者やかかりつけ患者の状態の変動に対する問診や医師への報告，病室の定時巡回，異常患者の医師への報告，少数の要注意患者の定時検脈，検温など特殊の措置を必要としない軽度のまたは短時間の業務に限ること
3	夜間に十分睡眠がとりうること
4	上記以外に以下の条件を満たしていること ・原則として，通常勤務における労働は行わず，定期的な巡視，緊急の文書または電話の収受，非常事態に備えての待機などを目的とするものであること ・宿直，日直の勤務回数が原則として宿直勤務週1回以下，日直勤務月1回以下であること ・1回の宿日直手当は宿日直勤務に就くことが予定されている同種の労働者の1人1日あたり平均の賃金額の三分の一以上であること ・宿直については，寝具，冷暖房など相当の睡眠設備を設けること ・病院，社会福祉施設では女性の宿日直勤務はできるが，年少者は不可

宿直か夜勤かを区別するポイントは2つです．1つ目は，今の当直勤務などが「労働基準監督署長の許可」を受けたものであるかということです．もし，受けていなければ，休憩時間を除き労働時間として扱われていなければなりません．賃金の扱いも通常通りです．場合によっては時間外や深夜割増賃金も発生します．

2つ目は，もし，許可を受けたものであったとしても，それが**表2**の基準に照らして正しく運用されているかどうかということです．

就業規則

就業規則は，常時10人以上の労働者を使用する事業場において作成し，所轄労働基準監督署長に届け出なければなりません．また，就業規則を変更する場合も所轄労働基準監督署長に届け出なければなりません．就業規則に記載する事項は，必ず記載しなければならない事項（絶対的必要記載事項）と，各事業場内でルールを定める場合に記載しなければならない事項（相対的必要記載事項）があります（表3，表4）．

表3　絶対的必要記載事項

労働時間関係	始業及び終業の時刻，休憩時間，休日，休暇ならびに労働者を2組以上に分けて交替に就業させる場合においては就業時転換に関する事項
賃金関係	賃金の決定，計算及び支払いの方法，賃金の締切り及び支払いの時期ならびに昇給に関する事項
退職関係	退職に関する事項（解雇の事由を含む）

表4　相対的必要記載事項

退職手当関係	適用される労働者の範囲，退職手当の決定，計算及び支払いの方法ならびに退職手当の支払いの時期に関する事項
臨時の賃金・最低賃金額関係	臨時の賃金など（退職手当を除く）及び最低賃金額に関する事項
費用負担関係	労働者に食費，作業用品その他の負担をさせることに関する事項
安全衛生関係	安全及び衛生に関する事項
職業訓練関係	職業訓練に関する事項
災害補償・業務外の傷病扶助関係	災害補償及び業務外の傷病扶助に関する事項
表彰・制裁関係	表彰及び制裁の種類及び程度に関する事項
その他	事業場の労働者すべてに適用されるルールに関する事項

　なお，就業規則の内容は，法令やその事業場で適用される労働協約に反することができません．法令または労働協約に反する就業規則については，所轄労働基準監督署長はその変更を命ずることができます．

　作成した就業規則は，①労働者の1人ひとりに配布する，②労働者がいつでも見られるように職場の見やすい場所に掲示する，③備えつけるまたは電子媒体に記録し，それを常時モニタ画面などで確認できるようにする，などの方法により労働者に周知されなければなりません．

　就業規則の効力発生時期は，就業規則が何らかの方法によって労働者に周知された時期以降で，就業規則に施行期日が定められている場合はその日，就業規則に施行期日が定められていない場合は，通常は労働者に周知された日とされています．就業規則を作成したり，労働者の代表者から意見を聴取しただけでは効力は発生しません．

看護職の労働の実態

　看護職の労働の特徴として，夜勤・交代勤務であること，女性が多いために子育てや介護の役割を担うことが多く仕事との両立が課題であることなどがあげられます．

　公益社団法人日本看護協会「2022年病院看護実態調査」[1] によると病院に勤務する看護師の離職率は正規雇用看護職員11.6％（対前年度比1.0ポイント増），新卒者10.3％（同2.0ポイント増），既卒採用者16.8％（同1.9ポイント増）でした．また，2021年度の有給取得率は65.0％（同3.2ポイント増）と，年次有給休暇取得率は増加傾向が続いています．

　また夜勤形態は，三交代制の採用病院の割合が31.0％，二交代夜勤は16時間以上が65.9％，16時間未満が27.1％でした．

　このような状況の中で，看護職の定着促進に効果をあげている取り組みとして，有給休暇の取得の促進，超過勤務削減のための取り組み，短時間正規雇用の導入などがあります．

　公益社団法人日本看護協会は「看護職が働き続けられる環境づくり」を基本理念として掲げており，看護職員の労働条件，離職率などをはじめとした調査・研究，看護職の再就業，労働と看護の質向上のためのデータベース事業，看護職賠償責任保険制度の運営などを行っています[2]．具体的な取り組みとして，「就業継続が可能な看護職の働き方の提案」(2021年3月)，「はたさぽ　ナースのはたらくサポートブック」(2022年10月第6版)，「看護職のワーク・ライフ・バランス推進ガイドブック」(2016年3月)，「看護職の労働安全衛生ガイドライン」(2018年4月) などを公表し，ワーク・ライフ・バランスを推進すること，看護職の安全や健康を守ることが患者の安全と健康を守ることと位置づけています．これらのガイドラインは看護管理者に向けて書かれており，人事・労務管理の要は看護管理者であることがわかります．

　看護管理者はスタッフが仕事に集中できるよう環境づくりをしながら，スタッフとのコミュニケーションをはかり，日頃からスタッフが言いたいことが言える雰囲気をつくり，声かけをまめにするなどを率先して行っていきます．また，外部の機関や相談窓口などの専門家への相談などの情報を持っておき，スタッフが必要としていると感じたならば，情報を提供するなどして，スタッフの安全や健康を守ります．

看護職の健康管理

「看護の質」を保証し，「医療の質」の保証に貢献するという看護の目標や理念を達成するためには，組織にとってのさまざまな損失を最小におさえ，安全と安楽を確保することが大切です．また患者を何らかの事故や障害から守ることだけでなく，看護職員の健康を守ることもリスクマネジメントの対象です．

リスクマネジメントは個人が「自分の健康は自分で守る」という健康管理の原則を実施するとともに，看護職員の監督部署である看護部門が労働安全衛生法に基づいた組織的な取り組みに参画することが求められます．

看護職の主な労働災害の種類は，表5のとおりです．

表5 看護職の労働災害の種類と対策

労働災害の種類			対策
労働形態・作業に伴うもの	夜勤・交代制勤務	看護職の夜勤・交代制勤務は，シフトが不規則で深夜労働を伴うため，心身や社会生活に大きな負担がかかる	勤務時間の設定やシフトの組み方を工夫する．休憩や仮眠を確保する
	腰痛	看護職は，半数以上が腰痛を経験していると言われている．たとえば，看護ケアに伴う無理な姿勢などは身体への負担が大きく，腰痛発症の原因になっている	スライディングシートやリフトなどの機器の導入
感染の危険を伴う病原体への曝露		感染症の患者に対する看護業務には，その病原体に感染するリスクが伴う	最新のエビデンスの情報を収集し，最新のガイドラインを参考に院内感染マニュアルを整備する
医薬品などへの曝露		身体への付着や吸引によって健康障害が起きるリスクを伴う	抗がん薬取り扱いマニュアル，曝露時の対処マニュアルなどの整備，安全キャビネットの設置，保護具の使用
医療機器・材料の使用にかかわるもの		電離放射線や殺菌用紫外線による被曝のほか，手袋やカテーテルなどラテックス製品へのアレルギーなどのリスクを伴う	現状の把握と職員の健康管理及び労働衛生教育（ラテックスアレルギーなど）

メンタルヘルス	看護職は精神的な負担が大きく，ストレスによってメンタルヘルスに不調をきたすリスクが高いとされている	予防的な取り組み，職員のための相談窓口の設置，自分自身がストレスに気づき，ストレスを上手に発散させる，自分から助けを求めるなど，ストレスに対処するための知識・方法を身につける
患者，同僚および第3者による暴力	暴力とは，身体的暴力，精神的暴力（言葉の暴力，いじめ，嫌がらせ），セクシャルハラスメント，パワーハラスメントなど	相談窓口の設置，保安体制の整備，暴力発生時の対応マニュアルの整備

日本看護協会：健康だからこそできるいい仕事．はたさぽ―ナースのはたらくサポートブック 第2版，p42，2013を参考に作成

実践のPOINT

①知識を身につける

　スタッフから就業規則や給与のことで相談された場合にどのように対応すればよいのか理解しているでしょうか．また，自病院の労務管理の状況がどのようであるかを把握しているでしょうか．人事・労務管理を行う際に必要なのは，法令に関する知識，経営に関する知識，病院の経営方針や部署の役割に関する知識です．これらの理解を前提として，実務を行う必要があります．

②問題を労務管理に紐づけて考える

　三塚[1]は看護管理者が現場で犯しがちな誤りは，経験則や誤った知識による違法行為と知識不足により問題と認識できないことの2点だと述べています．たとえば，新人を教育する際に，「私の新人の頃は…」と自分の経験のみに頼り，法的根拠のない経験談や持論を強要して，新人職員の人格を否定するような言動をしていないでしょうか．これは場合によっては，パワーハラスメントに該当します．

　また，先輩の嫌がらせについて新人から相談を受けても，現状を確認しないままに新人の適応能力の不足という判断をしてしまうと，パワーハラスメント防止に対する管理責任を問われることになります．

このように看護師個人の問題なのか，あるいは部署や看護部，病院全体の問題なのか，についてしっかりと現状を把握して対応することが労務管理上とても重要です．

看護師個人の問題か，組織全体の問題かを見極める！

③支え合う職場風土づくり

どんなによいしくみができても，それが使いにくい職場であったならばよいしくみは活かされません．公平性を保ちながら，必要な人が必要なときに使える職場の雰囲気を看護管理者が率先してつくります．

④率先して発想を変換する

看護管理者は，情報を的確にとらえるアンテナ役であり，職場の方向変更の必要性に気づくセンサー役でもあります．まずは，看護管理者が率先して新しいことを取り入れたり，新しい発想を提案するなどを行うことで，スタッフが発言しやすい雰囲気になり，変化をおそれない部署に育っていきます．

看護管理者は「アンテナ役」兼「センサー役」である

（太田 加世）

引用・参考文献

1) 公益社団法人日本看護協会：2022 年病院看護実態調査結果
https：//www.nurse.or.jp/home/assets/20230301_nl04.pdf より 2023 年 8 月 11 日検索
2) 公益社団法人日本看護協会：事業案内
https：//www.nurse.or.jp/home/about/jigyou/ より 2023 年 8 月 11 日検索

2 人を育てて，活かす

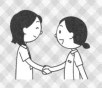

KEY WORDS
● キャリア開発　　● 教育計画　　● ワーク・ライフ・バランス
● 目標による管理　● 健康管理

「人を育てて，活かす」ために，「組織（看護部）の役割」と「看護管理者の役割」について，知識と実践のポイントを概説します．

人材育成とは

人材育成とは，一般的に「社会や組織に貢献できる財産として人間を育成，教育すること」「企業などにおいて，業務をこなすために要求されるスキルを身につけさせること」と言われています．人材を育成し要求レベルのスキルを身につけさせることによって，組織にとって有益な効果を生むことができます．さらに，人材育成によって職員は仕事へのやりがい感を高め，専門職業人として成長する効果もありますが，職員個人のためだけではなく，**組織として提供する医療サービスの質の担保も人材育成の大事な要件です**．つまり，病院組織が人材育成を行う目的は「個人の能力を高め，将来にわたって組織への貢献の可能性を高めていくこと」であり，職員個々の目的は「個人が新しい能力・知識・スキルなどを獲得し，自分の価値を高めていく過程で自身のキャリアを通じて成長していると感じられること」であると言えます．

組織における能力開発には，「集合教育」「自己啓発」「機会教育」「制度的環境の整備」の4つの手段があります（表1）．ここでは，人的資源活用に関して組織（看護部）の役割と，看護管理者の役割について概説します．

表1　組織における能力開発の4つの手段

1	集合教育（Off-JT）	非現場で集団とともに学習させる
2	自己啓発（通信教育・e-ラーニング・通学など）	非現場で個人による自律的な学習
3	機会教育（OJT）	現場で集団の中の個人に働きかける
4	制度的環境の整備	人事制度や異動などの環境整備による間接的働きかけ

看護部の役割

1. キャリア開発

　キャリア開発は，組織と職員の双方の視点で考えることが必要で，組織側から見たキャリアの視点を「キャリア・マネジメント」と言い，個人がキャリアを考える視点を「キャリア・デザイン」と言います．しかし，成長とはきわめて個人的なものであり，成長によって備わった能力や知識が，必ずしも組織の方向と一致しているかどうかわかりません．

　また，個人の成長は自分の有能感を高めたり個人の目標実現のために行われ，必ずしも組織のために行われるものでもありません．そのため，**個人と組織のキャリア・ニーズのマッチングが必要になってきます．**

　人材育成は，基本的に個人の変化に依存するきわめて個人的なプロセスであるため，組織の方向といかに一致させられるか，つまり個人と組織の「パートナーシップ」のしくみが必要です．個人の成長欲求があっても組織ニーズと合わなければ双方の成長が期待できず，組織ニーズを個人に押しつけるだけでは職員の気持ちは組織から離れていってしまいます．

　したがって，看護部がキャリア・マネジメントを考える際には，職員の興味や能力，キャリア・ニーズなどを把握し職員の生涯発達を支えながら，組織内にあるさまざまな機会と一致させ組織を成長させるように組織化をします．具体的には，教育計画策定で組織化をして，採用・人事配置・役割付与・研修などの具体策を策定し，看護部で行うこと以外は各部署レベルで取り組めるように，看護師長をはじめとする職員たちに理解できるように明確に示します．

個人と組織のキャリア・ニーズのマッチングが大切！

2. 教育計画
❶看護継続教育

　日本看護協会の「継続教育の基準ver.2」では「継続教育の基準は，専門職である看護職が，個々に能力を開発，維持・向上し，自ら，キャリアを形成するための指針である．また，個々のキャリアの形成を支援する組織にとっては，看護職が一定水準以上の継続教育を受けられるよう，組織の教育提供体制および教育内容を充実するための指針である．これらにより，看護サービスにおける質の維持，向上に貢献するも

のである」[1] と示してあります.

　看護職が人間および人間生活についての理解力を身につけていく過程には，実際に看護業務の中で人と直接かかわって学ぶことが必要で，とりわけ対人援助に必要な能力を意図的・系統的に育てることが必要であると言われています．また，看護職の専門性の中には，単なる対人関係における援助のみではなく，臨床状況の判断力が不可欠です．判断力の獲得を支える学習と，また，更新していく必要のある知識・技術の修得のための学習の機会も必要です.

　野地[2] は「看護部で行う継続教育は，看護の専門職業人として臨床看護の実践能力や役割遂行能力，対人関係能力，教育・研究的能力を培い，医療チームの中に看護独自の機能を発揮し，患者ケアの質的向上を図ることが目的である」としています．つまり，前述したように継続教育は，個人の成長だけが目的ではなく，**組織の中で看護の役割を発揮して患者ケアの質を向上させることが目的です**．そのため，看護師としての成長と組織人としての成長を促すしくみが「長期的」「継続的」「段階的」に行われることが，組織と個人のパートナーシップであり，病院組織における看護職員の人材育成であると言えます.

　病院などの施設内で仕事をしながら（現職に就いたまま）教育を受けることを「現任教育」と言います．現任教育は，施設内で行うか施設外で行うかによって「院内教育」と「院外教育」とに分類できます．さらに，施設内で行う教育は，臨床（現場）で行うか，対象者を集めて集合で行うかによって，職場内教育（OJT）[*1] と職場を離れた集合研修（Off-JT）[*2] とに分類できます．いずれも，それぞれメリットとデメリットがありますので，目的によって教育手段を選択して計画することが必要です（表2）.

　また，看護部が行う継続教育のしくみづくりには，どこにどのような教育担当の人材を割り当てるか，という教育的観点からの人事配置も必要です．人材育成は適材適所の人事配置が鍵になります．役割モデルや指導・教育に長けた職員ばかりではない現状であっても，個々の職員が互いに成長できる環境を整えることが必要です.

用語解説

＊1　**OJT**：on the job training．職場内教育

＊2　**Off-JT**：off the job training．職場を離れた集合研修

表2 OJTとOff-JTの使い分け

	OJT	Off-JT
知識・技術の修得方法	実際に体験しながら学ぶ	理論的に理解する
形式	職場内で行う 個別指導（マンツーマン）	現場から離れて行う 集合研修
効果	個人の成長に応じたきめ細やかな指導ができる	全体的・系統的に指導ができる

❷人材育成計画作成時の注意点

看護部で作成する教育計画の基本となるものは，「人材育成計画」です．個人と組織の教育目的を達成するための枠組みになりますので，この人材育成計画を策定する際には「組織の目指すべき姿（病院や看護部の理念および運営方針）」を再確認し，それを達成するために「人（職員）に求めるのは何か」を明確にします．最後に，現状とのギャップは何かを明確にすることによって，長期的・継続的・段階的な教育計画を立案することが可能となります．

「組織が目指すべき姿と職員に求めるもの＝“こんな看護師になって欲しい”」を明文化したものが「教育ビジョン」です．教育計画は教育ビジョンを主軸にして策定します．教育計画というと「研修」をイメージしがちですが，研修は教育方法の1つにすぎません．**教育計画は方法論から考えるのではなく，また，研修を行うことが目的ではないということを念頭に置いておく必要があります．**

また，教育を行うためにはお金や人，研修などを行う場所や設備も必要になります．人材育成には資源投資が必要であることも忘れてはいけません．教育計画を策定する際は，まず組織の理念や教育ビジョンを確認し，現場の実態を把握し，資源などの環境条件を確認し，教育内容と教育方法を考えていきます．

❸教育の評価

教育計画を企画し実施したら，必ず「評価」が必要です．評価では，学習者・企画者，双方の立場からの評価が必要ですが，すぐに結果（教育効果）が出ないこともありますので，「いつ・何をもって評価をするか」を明確に決めておく必要があります．

評価の目的は，もちろん研修自体の有効性を検証することに使われますが，学習者自身にフィードバックすることで励みになったり，上司や指導者にフィードバックすることで今後の指導に活かしてもらうなど，活用方法はたくさんあります．また，病院幹部に可視化した効果を提示することで，院内教育への賛同や支持を得ることもできます．**看護部は看護職員の人材育成の効果を明らかにして，資源投資（教育資機材**

の購入や外部への派遣研修・資格取得への支援などに対する資金援助・教育を担う専従職員の配置など人材育成への投資）の有効性を組織に認知してもらえるような働きが求められます．

3. ワーク・ライフ・バランス

　ワーク・ライフ・バランスとは「仕事と生活の調和」と訳され，仕事と生活を共存させながら，持っている能力をフルに発揮し，それぞれが望む人生を生きることを目指します．組織がワーク・ライフ・バランスに取り組む目的は，職員が働きながらでも仕事以外の責任を果たせる環境を提供することにより，組織に貢献してもらうことです．国の動きとしても，2010（平成22）年に内閣府で「仕事と生活の調和（ワーク・ライフ・バランス）憲章」が策定されています．

　仕事と生活の充実が，人生の生きがいや充実感につながり，生きる喜びは倍増します．ライフスタイルや価値観，就業目的はすでに多様化しており，自分の生き方に合わせて働き方を選ぶ人たちが増えています．とくに看護職は女性が多く，また生涯を通じて就業する人が多い職場でもあります．

　「仕事と生活の調和」をしながらライフイベントを乗り越えていくことができれば，臨床経験の豊富な機知に富んだ看護職が増えていくことにつながり，看護職が健康で安全に働き続けられることが，結果的に臨床看護の質を高め患者に良質な看護ケアを提供することにもなります．

　日本看護協会では，厚生労働省の報告書などを受けて，2013（平成25）年に看護職が生涯を通じて働き続けられる環境を構築するための指標として「看護職の夜勤・交代制勤務に関するガイドライン」を作成しました．さらに，2018（平成30）年に「看護職の健康と安全に配慮した労働安全衛生ガイドライン　ヘルシーワークプレイス（健康で安全な職場）を目指して」を公表しました．

　看護部は，ワーク・ライフ・バランスの本来の目的を正しく理解して，職員にも理解させて，組織の中に上手に取り入れていくことが必要です．

4. 委員会や小集団活動など

　職員の能力開発や実践力の強化の1つの手法として，役割付与による動機づけと機会提供があります．病院組織においては，看護師長や主任といった職位によるものから，委員会やプロジェクトなどの小集団活動のメンバーへの登用があります．マネジメントに特化しなくても，「リーダーシップを育てたい」「視野拡大の機会を与えて成

長をさせたい」などの教育的な目的がある場合に活用します.

　看護部が委員会や小集団活動などを構成する目的は，看護部門の組織的活動を促進するためですが，その構成員は教育的な目的も加味して選抜します．もちろん，委員会の所管事業を進められる職員を構成員に据えることが大前提ですが，育成したい職員にうまく動機づけをして適材適所に配置して役割付与することで，大きな成長が期待できます.

　適材適所とは「その人の適性や能力に応じて，それにふさわしい地位・仕事に就かせること」です．つまり，職員個々の強みやできることに焦点を合わせて役割付与をします．役割付与の考え方で大切なことは，**職員の弱みを最小限におさえることではなく，職員の強みを最大限に発揮させるために行う**ということです.

「役割付与」は，職員の強みを最大限に発揮させるために行う

5. 目標による管理

　個人と組織のキャリア・ニーズを一致させるパートナーシップのしくみの1つとして，「目標管理」があります．**個人と組織の目標をすり合わせることで，個人と組織の目標を同時に実現するような，人間尊重の理念に基づいた管理方法です.**

　職員は，目標に向かって成長促進や行動実践をすることで，組織の一員としての役割発揮を果たすことができ，さらに組織の一員としての自覚ややりがいにつなげることもできます．看護部は，職員が自分の目標に置き換えられるような具体的な部門目標を掲げ，目標管理のしくみを構築することが必要です.

6. 健康管理

　職員の健康管理は，人的資源活用や職員管理をしていく上で不可欠なものです．働く人々を守るために，「労働基準法」「労働組合法」「労働関係調整法」「男女雇用機会均等法」など，さまざまな法律があります.

　また，病院組織には各法律に則って規定された，病院のルールブックとなる就業規則があります．組織の人的資源活用・管理を行う際はこの就業規則を遵守しなければなりません．夜勤時間・回数，休憩時間や休憩場所の確保，安全衛生管理，健康診断，職業感染予防策や医療事故予防策の策定，作業場所の環境整備などの労働環境整備から，業務に見合った適切な人員配置など，**職員の健康管理に対して看護部は責任を持って管理することが必要です.**

看護管理者の役割

1. キャリア開発

❶キャリア開発における看護師長の役割

　職員のキャリア開発における看護師長の役割は,「キャリア・カウンセラー」です. 看護師長は, 組織のニーズを理解し, なおかつ職員のキャリア・ニーズや個人的な背景などもいちばん理解している人です. また, 看護師長は, 職員の人材育成が責務であり, 日常的に職員と教育的かかわりを持っているという立場でもあります.

　職員の立場からも, 自分を理解して指導・教育をしてくれる看護師長は, 支援者として認知できる存在です. 定期的に, あるいは必要時にキャリア・カウンセリングを行い, 職員の目標達成状況の確認やキャリア・ニーズの確認などを行いましょう.

　キャリア・カウンセリングの目的は「個人が自立的に行動し, 社会・組織の中で持てる能力を最大限に発揮しより有能に機能できるように支援すること」[3] です. つまり, 一般的に言われる治療・診断目的のカウンセリングとは意味合いが違い,「育成・開発的カウンセリング」という位置づけとなっています.

　キャリア開発は, あくまでも個人的なプロセスですが, 組織においては組織ニーズとパートナーシップをとっていくことが必要ですから, 看護師長の役割は大きいと言えます. また, キャリア開発は職員個人の意思や意欲があって初めて行われるものです. キャリア開発自体を認知していない, あるいは必要性を理解していない場合には, キャリア開発は自分事であることを理解できるように伝えるところから始める必要があります.

　看護師長は, 職員のキャリア・カウンセリングを通して職員のキャリア・ニーズを把握し, 配置管理・役割付与・研修などの組織内の機会を通して自律的キャリア開発を促していくことが必要です.

看護師長は「キャリア・カウンセラー」でもある

❷キャリア開発は組織改革である

　人材育成は組織全体を動かして行い, 職員は仕事の経験を通して自分のキャリアを自覚し, 自らキャリア選択を行います. そのため, キャリア開発は組織改革であるとも言われています. 組織全体で人材育成をするためには, 看護師長のリーダーシップと教育観が必要になります.

　看護師長は, 職員の学習や経験, 目標に向かって行動することを支援し, 自ら教育

的なかかわりを行い,「人を育てる」組織に改革していく力が必要です.

2. 教育計画
❶個人と組織のパートナーシップ

　組織にとって最も有益な有限資源は「人材」です.人材がほかの資源と違うところは,「意思を持ち」「感情を持ち」「考え」「判断し」「行動する」そして「成長する」資源であるという点です.また,もう1つの特徴として,人材は「環境の影響を受ける」こともあげられます.たとえ能力は同じであっても,周りの人間や職場環境また仕事の経験も違えば,おのずと看護師としての成長も違ってきます.看護師長は,看護部が策定する教育計画に則って人材育成を考えますが,その際はさまざまな臨床経験や職場環境が成長に大きな影響を与えることを念頭に置きましょう.

　現任教育は,臨床実践の中にこそあります.看護師長は,職員教育を考える際,「自分の担当業務をうまく遂行した」「できなかったことができるようになった」という個人レベルの仕事の成果だけにとどまらず,「自分は組織に役立つ成果をあげられた」と組織レベルの喜びになるように職員の成長の価値を持っていくことが大切です.

　人材育成と職員の能力開発は,個人と組織の双方の責任で行うべき事柄です.組織にとっての人材育成と活用の目的は,職員1人ひとりの強みを育み活かすよう,人材を個別に見る発想に立つことにより個人の力を最大限に引き出し,組織の生産性を向上させることです.個人にとっての人材育成と活用の目的は,自分の能力を成長させ活かすことができる仕事に従事することにより,達成感ややりがいを感じ,自分の存在意義を認識し,自己実現へとつなげていくことです.

　職員のいちばん近くにいる看護師長は,職員と組織のパートナーシップ構築を促進するために大きな役割を担っていることを自覚して,双方の目線で人材育成を行いましょう(図1).

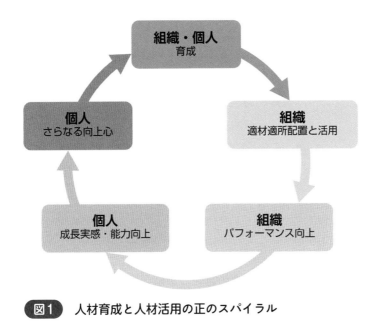

図1 人材育成と人材活用の正のスパイラル

❷職員を育てるのは看護師長の責務

人材育成と活用において，看護師長がすべきことは自ら職員を指導することに加えて，教育計画を動かす環境をつくることです．職場全体の仕事や状況を視野に入れ，職員間での指導・育成・活用のしくみをつくり「人が育つ職場」をつくることで，組織力の強化と風土の改革ができます．つまり，看護師長は部署における「人材育成のプロデューサー」として，職場全体で職員を育てる環境づくりをすることが責務と言えます．

看護師長が行う職員教育は，まず「何のためにこの業務を行うのか」を理解できるように教えることが基本原則です．仕事の意味を教えることで，職員は不安や不満なく前向きに取り組むことができます．その結果，業務が適切に遂行され，職員自身も満足することが期待できます．

看護師長が職員教育を行う場合は，手間を惜しまず，タイミングを逃さないことが大切です．そして，プロデューサーとしての役割を果たすためには，人が育つ職場づくりが自分の責務だと自覚して取り組むことが重要です．

> 看護師長は「人材育成のプロデューサー」でもある

❸ジェネラリストとスペシャリスト

ジェネラリストとは「特定の専門あるいは看護分野にかかわらず，どのような対象者に対しても経験と継続教育によって習得した多くの暗黙知に基づき，その場に応じ

た知識・技術・能力を発揮できる者」[4] を指します．一方，スペシャリストとは「ある学問分野や知識体系に精通している看護職をいう．特定の専門あるいは看護分野で卓越した実践能力を有し，継続的に研鑽を積み重ね，その職務を果たし，その影響が患者個人にとどまらず，ほかの看護職や医療従事者にも及ぶ存在であり，期待される役割の中で特定分野における専門性を発揮し，成果を出している者」[5] を指します．

スペシャリストには，専門看護師や認定看護師，近年では診療看護師（NP）[*4]や特定行為を行う看護師などの存在があります．臨床看護の質を向上させるためにはスペシャリストを効果的に活用することが鍵となりますが，スペシャリストが効果を発揮できるかどうかは，看護管理者とジェネラリストとの関係性が大きな要因となります．

患者に看護ケアを提供する大多数の臨床看護師はジェネラリストですから，ジェネラリストはその組織の看護ケアの質そのものだと言えます．ジェネラリストは，スペシャリストの影響を受けて実践能力を向上させることができますが，看護管理者がスペシャリストの権限や活動範囲を狭めるなど，効果的な活用をしなければ，どんなに優秀なスペシャリストであってもジェネラリストへ影響を与えることはできません．

看護管理者には，ジェネラリストとスペシャリストの育成と活用を効果的に行い，組織への貢献度を高めることが要求されます（図2）．

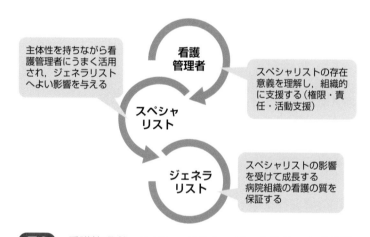

図2 看護管理者・スペシャリスト・ジェネラリストの関係

用語解説

＊4　NP：nurse practitioner．診療看護師

3. ワーク・ライフ・バランス

働く看護師にとって,「職場での存在意義や仕事のやりがいを感じられること」は就業継続にとって重要な要素です. 人は長い人生の中で, 結婚・出産・離別などのライフイベントがあったり, 病に倒れ闘病を余儀なくされる場合もあります. 家族の介護や養育など, 自分以外のことに時間を割かなければならない状況になる場合もあります. したがって人材育成は, 看護師としての成長だけではなく, 看護という仕事を通してさまざまな背景を持つ人間を支援することとも言えます.

組織を活性化するためには, 多様なキャリア・アンカー*5 を持つ人々で構成されることが望ましいと言われています. 看護師長は, 職員は家族とともに生きていることや, その人の人生があり, 多種多様な人生観や価値観, 就業目的があるということを認識して管理監督する必要があります.

4. 委員会や小集団活動など

委員会などの活動は, 有能な人材を育成する1つの手段ですが, 仕事ができる人に役割や業務が集中して, また任期が長くなる傾向があります. 不適当な役割の割り当てをしてしまうと事業遂行が未達成になるだけでなく, 職員の過負荷による過労やモチベーションを下げることにもつながりますので, 能力開発や実践力強化を目的として役割付与を行う場合は慎重に行いましょう.

また, 看護師長としては, 委員会活動などは安心して任せられる職員を配置したくなりますが, いくら力のある職員であっても長期間同じ役割をさせておくことによって, 組織の硬直化や職員の成長促進が進まないなどの弊害も起こってきます. 事業の遂行を優先するあまり, 大切な人材育成の機会を奪うことのないように配置管理を行いましょう.

5. 目標による管理

目標管理は個人と組織のパートナーシップのしくみの1つです. また, 職員のキャリア支援のチャンスでもあります. 看護師長が職員と意見交換を行って, 職員の目標管理にかかわることは職員のモチベーションを高めるためには大切なプロセスです. 看護師長は, 目標管理面接などの場を通して職員の目標設定に積極的に関与していき

用語解説

＊5 **キャリア・アンカー**：自らのキャリアを選択する際の, 最も大切な価値観や欲求のこと

ましょう.

　職員の「やりたいこと」と組織の「やってほしいこと（期待）」は，必ずしも一致しない場合がありますが，毎日顔を合わせて仕事をしているとそのズレに気がつく機会がなかなかありません．看護師長は，個人目標と組織目標がリンクできるようにイニシアチブをとって目標管理面接を行い，個人と組織のニーズがズレていかないように管理をしましょう.

6. 健康管理

　看護師長が自部署の職員の健康管理を行うことは，大切な人的資源の管理として必要なことです．とくに，看護師長は労働量に直結する勤務計画作成という権限があるため，常に労務管理を念頭に置いておく必要があります．職員がイキイキと働ける職場は，それだけでモチベーションを高めます．また，職員が健康で明るく働けることは，患者によい看護ケアを提供するためにも必須です．看護師長は，関係法令・法規や就業規則を正しく理解し，それらを遵守した労務管理を行いましょう.

　近年の医療の高度化，高齢化に伴う疾病構造の変化と病態の複雑化，国民の権利意識の高まりなどにより，患者・家族対応や医療者間の関係性の中でメンタルヘルスの問題を抱える職員も多くなっています．また現代の若者気質が影響していることもありますが，いわゆる「褒められれば伸びるが，打たれ弱い」職員も増えてきました．看護師長は，職員の表情や態度，身なりなどから心理的な側面にも目を配り，労務管理をすることが必要です.

実践のPOINT

①キャリア開発
キャリア・カウンセリングの効果

　従来より行っている目標管理面接に加えて，職員のキャリア形成に影響を与える面接を行うためには，キャリア・カウンセリング技法を学ぶことが必要になります．看護師長が，職員1人ひとりの生涯発達に着目し，キャリア・カウンセリングが行えるようになれば，職員は自分自身のキャリアに正面から向き合え，仕事の積み重ねの中から自分のキャリアを自覚してキャリア開発が促進されることが期待できます.

　職員面接は，単に職員の話を聴くだけではなく，その目的を達成しなければなりま

せん．とくに，キャリア・カウンセリングは，職員への動機づけや職員の無意識化にあるキャリア・ニーズを引き出したり，職員自身の人生を考えさせたり，組織ニーズとのマッチングを理解させたりする必要があります．さまざまな面接技法がありますので，学習をして身につけておくとよいでしょう（表3）．

表3　キャリア・カウンセリングはどのように活用するか

1. ライフキャリアに関する正しい自己理解を促す
2. ライフキャリアデザイン，キャリアプランなどのキャリア開発支援を行う
3. 職業選択，キャリアの方向性の選択，意思決定の支援を行う
4. キャリア目標達成のための戦略策定の支援を行う
5. キャリアに関する様々な情報の支援を行う
6. よりよい適応，個人の発達支援を行う
7. 動機づけ，自尊感情の維持向上の支援を行う
8. キャリア不安，葛藤などの情緒的問題解決の支援を行う

宮城まり子：キャリアカウンセリングはどのように活用するのか，ここが知りたい・労働研究，日本労働研究雑誌46（4），p52，独立行政法人 労働政策研究・研修機構，2004 を参考に作成

看護師長自身にもキャリア開発がある

　キャリア開発において見落としてはいけないことは，看護師長自身にもキャリア開発があるということです．看護師長は職員を育てることを通して，また多くの管理実践を通して成長することができます．「自分もキャリア開発の途上である」ということを自覚して，職員と一緒にキャリア開発に取り組む姿勢を見せていくことで，職員のキャリア開発に影響を与えることができます．

②教育計画
個人と組織の双方から人材育成と活用を考える

　人材育成と活用は，個人と組織の双方の視点に立って，Win-Winの目標管理を行うことがポイントとなります．個人と組織のどちらか一方だけの利益になってしまうと「活用」ではなく「利用」となり，大切な資源である人材を活かせず，また組織の繁栄にはつながりません．

　看護師長には「この仕事をしてくれる人材が欲しい」ではなく，職員の能力に合わせて最も能力発揮できるポジションに配置する発想が必要です．人に応じて仕事を変え，組織そのものを柔軟に変革していくことが，人材育成と活用を考えた配置管理と言えます（表4）．

表4 人材活用の落とし穴─活用と利用は違う─

活用	利用
「個人」「組織」双方の Win-Win	どちらか片方の Win
同じ目的に向かい力を発揮し互いに成長する	恣意的な思惑が入り純粋な組織繁栄は望めない

研修に参加する職員に対して行うこと

研修は，知識を体系的に学ぶためには有益な方法です．この効果をさらに高めるためには，単に研修に参加させるだけではなく，さまざまな仕掛けをしなければなりません．職員に研修をすすめるのであれば，まず，その職員のキャリア・ニーズにマッチングした研修を選択します．なおかつ，選択した研修効果は個人のニーズだけではなく組織として求められるものでもあるべきです．

たとえば，産科がないのに職員の希望だからと言って産科看護の研修を選択したり，職員は救急看護を志しているが，病院では糖尿病療養指導士が欲しいので糖尿病関連の研修を選択したりといったことは，時間と費用の無駄になります．

次に，双方のニーズにマッチングした研修を選定したら，職員への動機づけを行いましょう．どのような研修であっても，看護師長が直接動機づけを行うことで，職員は「看護師長から期待されている」「自分の能力を認めてくれていた」「この研修に推薦してくれたのはこんな意図があったんだ」と大きな励みになり，前向きに研修に参加することができます．そして，研修から戻ってきたら，得た学びややりたいことを確認し，可能な限り活動できる環境と役割付与をして取り組みを支援します．

最後に取り組み後の成果を職員にフィードバックしましょう．研修効果は臨床実践の中であげた成果を持って評価することで，職員も研修の意義を実感することができます．「勉強することは好きだけど仕事に活かされず，自己満足だけで職場から浮いている職員」を作らないためには，職員に興味を持って職員を活かすためにどうすればよいか，と考えてかかわる看護師長の存在が重要です．

叱ること（注意・指導）は看護師長の責任

人を成長させるために承認行動が効果的であることは知られていますが，厳密に言うと承認だけでは人は成長しません．褒めることは誰でも比較的しやすいですが，大切なのは適切に「叱る（注意・指導）」ことです．

注意・指導する際は，「怒る」にならないように！

褒める（承認する）ときは，①タイムリーであること，②行動・プロセス・成果など具体的な事象をとらえて褒め

ること，がポイントです．「いつもがんばっているね」という声掛けも大切ですが，「○○さん（患者）への対応がよかったわよ．難しい対応だったけど，患者の家族背景をしっかりとらえていたからできたのね」など，具体的に伝えると職員は自分のどこがよかったのかを，しっかりと理解し，次に活かすことができます．

叱る（注意・指導）場合は，第3者の報告だけを鵜呑みにするのではなく，まずその内容について事実確認をして客観的事実について職員に非のある部分だけを叱りましょう．その際は，職員の言い分も聞きとめる姿勢で行います．

大切なことは，絶対に自分の感情に任せて行わないということです．感情が入ると「叱る」ではなく「怒る」という自分自身の感情を相手にぶつけるだけの行為になり，職員は「怒られた」という印象しか持てない結果になります．叱る目的は，①不十分なことに気づかせ直させること，②関与者間での信頼関係を修復すること，③互いに成長することなどです．目的にかなった結果が得られるように，タイミングや場所なども選んで行いましょう．

③ワーク・ライフ・バランス
職員の個人情報をどこまで把握しておくのか

ワーク・ライフ・バランスをふまえた職員管理をするからといって，職員1人ひとりの家族状況や家庭事情をつぶさに知っておかなければならないということではありません．あくまでも「仕事と生活の調和」のために必要な情報把握ということを前提に考えましょう．

たとえば，出産をして育児休暇から職場復帰をしてくる職員がいる場合は，子どもの主たる養育者は誰なのか，通常または緊急時はどのような協力体制になっているのか，子どもの健康上や養育上の規制または問題はないのか，勤務シフト上の制限はあるのか，通勤時間や通勤方法に無理はないのか，働き方に対する不安や考えていることはあるのか，などの情報を得ることが必要です．

その上で，必要であれば勤務シフトの調整や制度利用の説明，周囲の職員への協力依頼などを行います．そして，職員に対しても，子どもの成長過程をふまえて長期的な仕事のしかたや考え方を導いていくことが必要です．子育ての渦中にいる職員は，目の前のことしか見えなくなっている場合が多々ありますので，子どもはいずれ成長していくことや，自分自身の生きがいややりがいを自分で見つけていくことの必要性を示し，職員が自分自身のことを長いスパンで考えられるように支援しましょう．

しくみを変えることも必要

　多様な就業目的や働き方を望む職員が増え，キャリア・アンカーの多様化も進んできています．「働きやすさ」と「働きがい」は別の次元の話ですが，ハーズバーグの動機づけ・衛生理論からも，不満を招く衛生要因を減少させるために働きやすい環境にしていくことが必要でしょう．

　とくに，近年のキャリア志向タイプでは「安定性」タイプを選択する人が増えてきているのも事実ですので，「働きやすさ」を実現することで動機づけ要因となる「働きがい」を見つけていくことが可能になる場合もあるでしょう．

　勤務体制や夜勤時間の変更，業務手順の変更，職員の配置変更など，職場の働く環境を見回してみて，ワーク・ライフ・バランスの観点からしくみを変えていきましょう．その際は，日本看護協会の「看護職の夜勤・交代制勤務に関するガイドライン」などを活用するのも1つの方法です．

④委員会や小集団活動など
付与する役割と職員をマッチングさせるために

　人材育成の目的で役割付与を行う際の考え方をいくつか紹介します．

　まず，職員側の前提条件を確認します．「職員のキャリア・ニーズ」「ほかの役割との重複」「得意・苦手分野」「性格」「性分」「勤務上の制限の有無」などです．付与しようとしている役割で確認しておくことは，「困難度」「緊急度」「任期」「業務負担量」「同じ役割を担う相手との相性」などです．

　職員に付与しようとしている役割とのマッチングが確認できた段階で，看護師長から職員に動機づけを行います．動機づけは，看護師長自身の言葉で明確に伝えることが重要です．また，具体的な事業内容や，いつまでに・何を・どこまで行えばよいのか，報告・連絡・相談は誰に行えばよいのか，定期報告はどのように行うのかなどを伝えましょう．

　ただし，あまり詳細な内容まで決めてしまうと，職員が自ら考える余地がなくなり人材育成の目的にかなわない場合があります．したがって，「3か月後までに糖尿病教育入院のクリニカルパスを作成してほしい．内容や書式はあなたに任せるが，アウトラインができた段階で主任に相談すること」などのように，行うことの大枠と職員の自由裁量の部分を明確に伝えることで，職員の発想ややる気を引き出すことができます．

職員の強みを活かすことが成功の秘訣

　人は強みを活かすことで弱みを引き上げ，全体として成長することができます．人材育成の目的で役割付与をする場合は，職員の得意分野を重視して，動機づけの中にも含めてやる気を引き出しましょう．

　たとえば，パソコン操作や統計処理が得意な人には，病棟の業務実績を集計・分析して病棟の目標管理実績を取りまとめる役割を付与します．役割を通じ，自分の自信になるとともに，病棟の目標管理に対する理解も進むことが期待できます．また，文書作成が得意な循環器のベテラン看護師とイラストや工作が得意な新人看護師を組み合わせて，心臓リハビリテーションのパンフレット作成の役割を付与するなど，単なるパンフレットの作成という作業を通して，新人看護師の循環器看護に関する教育機会にもなるという副次的効果も狙えます．

　看護師長は，職員のできないところを嘆くよりも，できるところに注目して成果を出すとともに，職員の強みをさらに伸ばしていけるように役割付与をうまく使いましょう．

⑤目標による管理

効果的な目標管理面接を行うために

　大切なことは，職員が目標管理や目標管理面接を負担に感じたり，嫌な時間と感じることのないように行うことです．せっかくのキャリア支援やモチベーションコントロールの機会が活かされなくなってしまいます．

　効果的な目標管理面接を行うための準備としては，看護師長が目標管理面接の意義を正しく理解し，組織の向かうべき方向性を説明できるようにしておき，職員の準備に負担をかけないような計画を立てることです．また，改まった面接となると，お互いに多少は緊張するものです．ギクシャクして本音ベースで話ができなくならないように，日頃から職員とよい関係性を作っておくことも必要です．

　面接は，30分程度を目安に行います．時間をかければよいというものでもありません．長時間に及ぶと職員の負担感も増し，話の内容が多すぎるとかえって職員の記憶にも残りません．逆に短いと，キャリア支援につながる話にまで行き着かない場合がありますので，時間を決めて行います．

　時間を有効に使うために，事前に面接の段取りを職員に伝えておくことも1つの方法です．目標管理面接が看護師長の独壇場になったり，職員がとりとめもなく話し続けるだけになったりしないように，看護師長がイニシアチブを取り進めましょう．

⑥健康管理

看護師長は労務管理者として必要な知識を身につける

　働く人を守るためにさまざまな法令や規則があります．看護師長は，労務管理を行うための基礎的知識を持っている必要があります．知識がない場合，有事の際に必要な報告や手続きが行われず，その結果，職員に不利益が発生する場合もあります．

　たとえば，職員が針刺し切創事故の当事者になった場合，すみやかに上司と産業医への報告を行い，職員と患者の双方の採血をして，曝露血液に感染リスクがあるかどうかと，その時点での職員の血液の抗原抗体を確認します．曝露血液に肝炎ウイルスやHIVなどの病原体があった場合は，感染の可能性を低減させるための処置をして，その後も産業医の定期的なフォローを要します．

　事象が発生した時点での報告と血液検査による確認ができていない場合は，後から職員の感染が発覚したとしても職業感染の確認は困難で労災認定ができません．また，曝露血液がHIV陽性で職員が陰性の場合は，曝露後できるだけ早い時間での抗HIV薬の予防投与が効果的です．曝露血液がB型肝炎ウイルス（HBV）抗原陽性で職員が抗体陰性の場合は，抗HBs免疫グロブリン投与やB型肝炎ワクチン投与などを7日以内に行わなければいけません（抗HBs免疫グロブリンは48時間以内が望ましい）．

　看護師長が職業感染についての規則や手続き方法などの知識があることで，職員にタイミングを逃さずにすみやかに適切な指示や対処ができ，職員の健康を守ることができます．職員を守るためにも労務管理に必要な知識は身につけておきましょう．

（三浦 紀子）

引用・参考文献

1）日本看護協会：はじめに．継続教育の基準 ver.2，p1，2012
2）野地金子：論点3：継続教育・学習計画．看護管理学習テキスト第4巻 看護における人的資源活用論，p59，日本看護協会出版会，2009
3）宮城まり子：キャリアカウンセリングはどのように活用するのか．ここが知りたい・労働研究．日本労働研究雑誌 46（4）:50-53，独立行政法人 労働政策研究・研修機構，2004
4）日本看護協会：第3章 看護の提供者．日本看護協会看護業務基準集2007年改訂版，p499，日本看護協会出版会，2007
5）前掲書4），p500
6）前掲書3），p52
7）太田加世編：看護管理ファーストブック改訂第2版．Gakken，2019
8）ナーシングビジネス7（6），メディカ出版，2013
9）ナーシングビジネス8（1），メディカ出版，2014
10）日本看護協会：看護職の夜勤・交代制勤務に関するガイドライン．2013
11）手島 恵編：看護管理学習テキスト第3巻第3版 人材管理論，日本看護協会出版会，2019
12）一般社団法人職業感染制御研究会ホームページ：感染症の基礎知識
　　http://jrgoicp.umin.ac.jp より 2023年7月6日検索

第1章

組織分析とフレームワーク

1）組織分析の基礎知識

2）フレームワークの理解と活用

1 組織分析の基礎知識

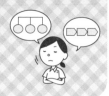

KEY WORDS

●組織分析　　●問題解決　　●経営戦略
●戦略策定プロセス　　●ロジカル・シンキング　　●MECE

　本項では，組織分析についての基礎的な考え方をおさえつつ，その全体像を理解することの重要性について解説します．

組織分析とは

1. 組織分析の目的とツールの活用

　組織分析を行う目的は，「組織の問題を解決する」ということに集約されます．「組織分析を行って組織の経営課題を明らかにし，優先度の高い課題を戦略として示し，実行して，その成果を評価してさらに戦略に反映させていくことで，継続的に組織を改善・発展させること」が組織分析の目的と言えるでしょう．したがって，組織分析はゴールではなく，まさにスタートと言えます．

　組織分析とは，「組織の課題や問題を整理するために組織の置かれている現状を網羅的に把握すること」を言います．一方，マネジメントが常に意識すべきことの1つに「効果」と「効率」があります．「効果」とは何か問題があるとして，それが解決されたのかされなかったのかということ，「効率」とは問題解決に要した時間やさま

マネジメントでは「よい結果を」「最善の方法で」を重視する

ざまなコストの大小のことです．マネジメントは，あらゆる場面でこの「効果」と「効率」を追求していく側面があると言えるでしょう．簡単に言うと，マネジメントにおいて重視すべきは，「よい結果を」「最善の方法で」ということです．

　組織分析には，さまざまな便利なツールがあります．ですから，それらの便利なツールを上手に活用することによって，組織分析そのものも効果効率的に行うことが合理的なのです．看護管理の場でも，数年前からこうしたツールを積極的に活用して組織分析を行っています．

その代表的なものの1つが「SWOT分析」[*1]でしょう．しかしながら，SWOT分析を使用しているものの正しい理解がされていないために，ただ単にフレームの中に文字が記載されているにすぎないものや，そのほかのツールについても，本来の目的とは異なるような場面で使用されているようなケースも散見されます．

したがって，組織分析そのものだけではなく，組織分析に関する基礎知識を含めて全体像の理解をしつつ，個別の手法について理解しておくことが求められます．

2. 問題解決の基本構造図

組織分析の目的は組織の問題解決にあると述べましたが，そもそも問題とは何でしょうか．その答えが，図1に示した問題解決の基本構造図です．

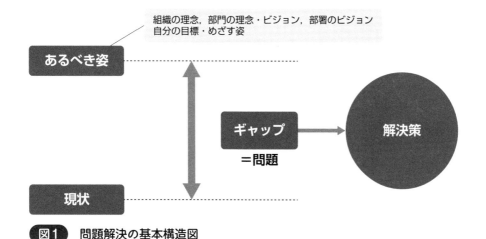

組織の理念，部門の理念・ビジョン，部署のビジョン
自分の目標・めざす姿

図1 問題解決の基本構造図

深澤優子：問題とは何だろう．SWOT／クロス分析，p52，日総研出版，2015を参考に作成

問題とは，「あるべき姿と現状のあいだにあるギャップのこと」を言います．あるべき姿とは，組織の場合であれば，組織の理念やビジョン，目標といったものが該当します．組織の問題解決とは，「この組織の理念やビジョンと現状のあいだにあるギャップを明確にして，解決策に相当する経営戦略によって解決していくこと」なのです．まずは，この問題解決の基本構造図をインプットしておきましょう．すべての基本とも言える基礎知識の1つです．

用語解説

＊1 **SWOT分析**：環境を内部環境と外部環境，プラス要因とマイナス要因で整理する統合型の環境分析ツール．内部環境のプラス要因を「強み（Strength）」，マイナス要因を「弱み（Weakness）」，外部環境のプラス要因を「機会（Opportunity）」，マイナス要因を「脅威（Threat）」として分類する

ところで，問題解決は正しく問題を把握しないと，問題が解決しないばかりではなく，新たな問題を引き起こすことさえあります．そのようなことにならないように，注意したいポイントが大きく4つあります（図2）．

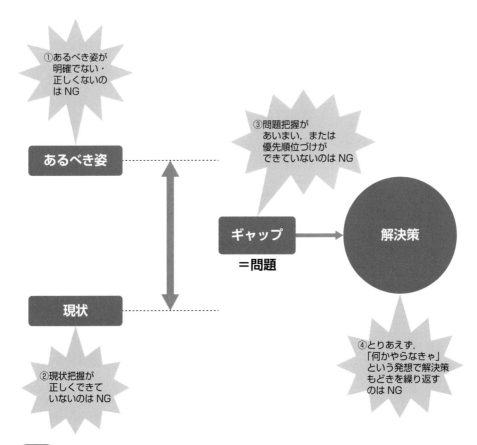

図2 問題解決を阻害する4つのNGポイント

深澤優子：問題発見できない4つの理由と対策. SWOT／クロス分析, p53, 日総研出版, 2015. を参考に作成

3. 問題解決を阻害する4つのNGポイント

❶あるべき姿が明確でない・あるいは正しくない

　まず，あるべき姿が明確でなかったり正しくなかったりするような場合には，あるべき姿と現状のあいだにある問題を正しく把握することができません．正しく問題を把握できていないので，問題解決につながらないということになります．

❷現状把握が正しくできていない

　あるべき姿が明確で正しい場合でも，現状把握が正しくできないと，①と同じように問題を正しく把握することができず，問題解決につながりません．

❸問題把握があいまい・問題把握の優先順位づけができていない

あるべき姿が明確で正しく，現状把握が正しくても，そのあいだにあるギャップの
とらえ方が曖昧だったり，優先度づけをせずにあれもこれもと同列に問題ととらえた
りしているような場合には，効果的な解決策を見い出すことができず，やはり問題解
決にいたりません．

❹とりあえず，「何かやらなきゃ」的発想で解決策もどきを繰り返す

問題解決のプロセスを踏まずに，何となくこれが解決策だろうと考えたり，問題は
たぶんこれだろうと考えたりすることや，まず何かをやらなければならないというよ
うな発想で「解決策もどき」を繰り返すこともまたNGです．もしかしたら解決する
ことがあったとしても，それは単なる偶然にすぎません．問題を把握してその問題を
解決することが問題解決であって，問題解決策もどきに組織の問題を後づけするよう
な考え方や行動は，新たな問題を生むことにつながり，結果として，さらに問題を増
加させることになりますので要注意です．

経営戦略とは何か

1．経営戦略の構造

問題解決の基本構造図はすべての基本と述べました．図3は経営戦略の基本構造図
になりますが，基本的には問題解決の基本構造図（図1）と同じことが理解いただけ
るでしょう．

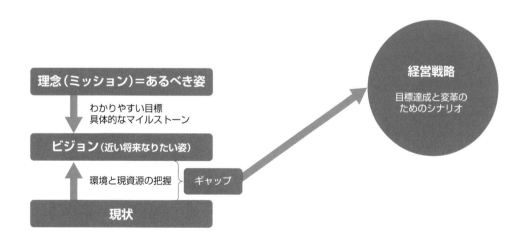

図3　経営戦略の基本構造図

髙橋淑郎：病院組織のマネジメントとBSC．医療バランスト・スコアカード研究【実務編】，p57，生産性出版，
2011を参考に作成

表1を見ながら，経営戦略とは何かを理解しておきましょう．経営戦略とは，組織の成功のためのシナリオです．組織の成功とは，組織の目標を達成することで，つまり，組織の目標を達成するためのシナリオが「経営戦略」です．

表1 経営戦略基本用語

経営戦略	組織を成功に導くためのシナリオ
部署目標	部署を成功に導くためのシナリオ ※組織の経営戦略や上位の部門との整合性が重要
ミッション（理念）	組織の理念・使命・存在意義などを示したもの
ビジョン（展望）	ミッション（理念）をより具体的に示した近い将来（3〜5年先）の姿を示したもの ※組織の中期目標を代用してもよい

深澤優子：組織の経営戦略と部署目標．SWOT／クロス分析，p14，日総研出版，2015．より転載

また，理念（ミッション）とは，組織の存在意義や使命を示すようなもので，ある程度普遍的なものと言えます（ただし，甚大な環境変化などによって理念の見直しをすることもあります）．

ビジョンとは，より近い将来（3〜5年先）の姿として理念をより具体的に示したものとされています．ですから，ビジョンという表現で組織に提示されていない場合には，中期目標などと近いものと考えてよいでしょう．

経営戦略は，組織の成功を目指して，組織にある問題を解決するためのシナリオですから，先ほどの問題解決の基本構造図と同様に，理念と現状のあいだにあるギャップを明確にすることになります．その際，理念よりも具体的に表現したビジョンと現状のあいだにあるギャップを把握したほうがより明確になるので，理念だけではなくビジョンも一緒にあるべき姿として現状と比較します．それらのあいだにあるギャップを明確にし，そこで明確になった課題の中でもとくに主要なものに絞り込み，優先度の高いものについて戦略として取り上げていくのです．

2．経営戦略と部門・部署の戦略との連動性

また，経営戦略は「組織の理念（ミッション）」を頂点として図4のように示すことができます．組織の理念を達成するためのシナリオが「組織全体の経営戦略」であり，「部門の戦略」はその組織戦略をあるべき姿として見ながら部門の現状のあいだにあるギャップを埋めるための戦略のことです．「部署の戦略あるいは目標」は，あ

るべき姿として部門の戦略に示されているものをよく理解してその方向性と一致する目標を立案すべきなのです.

「組織の理念」は部門でも部署でもあるべき姿として存在していますが, 同時に1つ上位の組織の戦略についてもあるべき姿として意識し, 戦略や目標, 計画を立案していくことが原則になります. このことさえ理解しておけば, 部門戦略や部署目標の設定についても, 図3 (p155) と同じ構造になります.

たとえば, 「看護部の戦略」であれば, 「病院の理念」とともに「病院の戦略」をあるべき姿と設定して, 自部門の現状把握をします. 看護部の中のある「病棟の目標設定」であれば, 「病院の理念」「看護部の理念」とともに「看護部の戦略」をあるべき姿として設定して自部署の現状把握を行います.

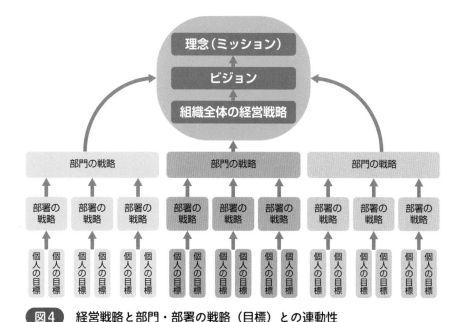

図4 経営戦略と部門・部署の戦略（目標）との連動性

深澤優子：経営戦略・部門目標は「未来・将来・先のこと」を決めること＝管理者の意思決定を形にする. SWOT／クロス分析, p15, 日総研出版, 2015. を参考に作成

戦略策定プロセスとは

組織分析の先にあるのは, 組織の成功に導くための戦略です. そこで組織分析が戦略策定プロセスの中でどの位置づけにあるのかを確認してみましょう (図5).

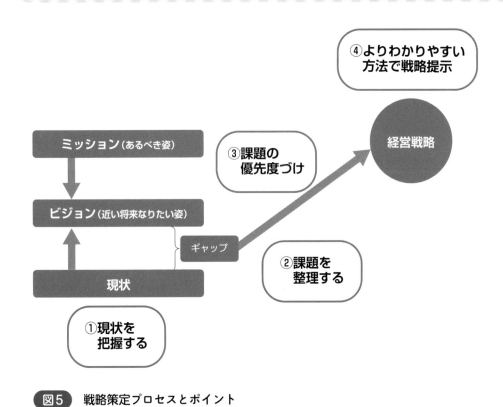

図5 戦略策定プロセスとポイント

　組織分析とは，組織の現状を把握することですが，戦略策定プロセスでは，まさにここがスタートとなるのです．経営戦略策定・部署目標設定いずれも「現状分析（①現状を把握する）」をスタートとして，「その現状とミッション・ビジョンとのあいだにあるギャップを明確にし（②課題を整理する）」，「課題の優先度づけをすることで主要な課題を明確にし（③課題の優先度づけ）」，最後に，「最も組織に適した方法（④よりわかりやすい方法）」で戦略提示を行います．この一連のプロセスが，「戦略策定・目標設定プロセス」となります．

　このプロセスの基本を理解しておけば，実はどのような手法で行ってもよいのです．絶対に作成しなければならないような図表もありませんし，自由でよいのです．しかしながら，前述のとおり，マネジメントは「効果」と「効率」を重視する必要がありますから，ここで，世にあるたくさんの便利な道具を賢く選択して，このプロセスを効果効率的に進めることにしましょう．

　実は，各種のツールやフレームワークを活用する理由は，ロジカル・シンキングの補助機能にあるのです．そこで，ロジカル・シンキングの基礎知識についても触れておきましょう．

戦略策定に必要なロジカル・シンキング

1. ロジカル・シンキングが必要な理由

　なぜ，戦略や部署目標を策定するときにロジカル・シンキングが必要とされるのかというと，これから行う戦略策定も部署目標策定も**不確実性が排除しきれないことだからです**．戦略策定や部署目標策定は，その部門・部署の管理者としての大切な役割ですが，一言で言えば，管理者の役割とは，組織の意思決定をすることにあります．看護部長なら看護部の，看護師長なら部署の意思決定をしていくことが看護管理者の役割なのです．その意思決定の1つが戦略提示や部署目標設定と言えるでしょう．

　ちなみに，意思決定の重要な要素でありながら，忘れられがちなのが，「意思決定とは未来・将来・先のことをターゲットにしている」ということです．すなわち，意思決定とはこの先のことを決めることなのです．先のことですから，100％の正解がないのです．ここに意思決定の持つ不確実性という要素があるのです．

　しかし，経営戦略が目指すもの・部署目標が目指すものは，その組織単位の成功です．**不確実性が存在するからこそ，その不確実性を最小限にするためにロジカル・シンキング**[*2]を駆使するのです．ロジカル・シンキングに基づいて立てた仮説が戦略であり，部署目標となるのです．

> 不確実性を最小限にするためにはロジカル・シンキングが必要

2. 「縦の論理」と「横の論理」

　ここでは，ロジカル・シンキングの中でもとくに組織分析に必要な視点だけ述べますが，意識すべきは，「縦の論理」と「横の論理」の2つです．

　「縦の論理」について図6で説明します．頂点にある結論がなぜ導かれたかというと，その下の階層にある2つの根拠からで，それら2つの根拠はその下の階層にあるそれぞれ3つずつの根拠からだということです．

　一方，最も下の階層の3つの根拠からその上の階層にある主張が導かれ，その主張から最終的にはいちばん上の主張が導かれたというものです．図6で言うと，上から下へ「なぜ」が成立し，下から上へ「つまり」が成立する関係を「縦の論理」と言います．

用語解説

＊2　**ロジカル・シンキング**：logical thinking. 論理的思考. 物事を論理的に，体系立てて考えること

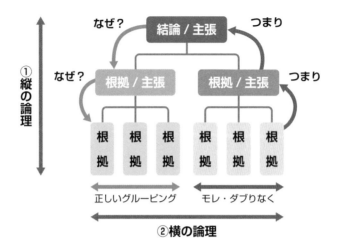

■「縦の論理」と「横の論理」からピラミッド構造は成り立つ

①論理関係が成立していること
・上から下は「なぜ」に答える関係
・下から上には「つまり」となっていること

②"MECE"＝モレもダブりもない状態であること
・全体を示しつつ
・その要素が正しくグルーピングされ
・かつそのグループ内にモレやダブりがないこと

図6 ロジカル・シンキングの基本構造

山崎将志：ロジカル・シンキングの基本「ピラミッド構造」．ロジカル・シンキングの道具箱，p19，日本実業出版社，2009 より転載

　一方，「横の論理」とは，最終結論が導かれた理由がここに示す6つの根拠ですべて網羅されているかということを言います．「最終結論を得たのは，決して一部の偏った根拠からではなく，きちんとモレなくダブりなく根拠を把握している」ということを重視するのが「横の論理」と言えます．

　ちなみに，この「モレなくダブりなく」を「MECE」[*3] と言い，ロジカル・シンキングではよく出てくる用語なので押さえておきましょう．MECEとは，モレなくダブりなくという意味の略語です．

用語解説

＊3　MECE：Mutually Exclusive Collectively Exhaustive の略．「モレがなく，ダブりもない」という意味で，ミッシーまたはミーシーと言う．「ピラミッド構造」とともに，ロジカル・シンキングの基本となる考え方

3. MECEによる３つのメリット

　さて，このMECEでものごとをとらえることには，大きく３つのメリットがあります．１つ目は，「正確な意思決定」です．そもそも情報にモレがあると意思決定を間違えるおそれがありますから，すべて網羅した情報を把握して意思決定を行うことで精度をあげられます．

　２つ目は，「思考のスピードと質の向上」です．全体を網羅しつつ，考えやすい単位にものごとを分解し，不要なものを切り捨てることで重要なことに思考を集中できるというメリットがあります．

　３つ目は，「信頼性の担保」です．これは，網羅的な検討をした証拠を残すことで，相手に与える納得感を増加させるメリットがあります．これは看護管理者としても重要です．自分の行った意思決定が，きちんとした根拠や理由に基づくものであることを示すことで，相手（上司でも部下でも）の信頼感・納得感を与えることにつながります．こうした効果も理解した上で，ロジカル・シンキングを意識しておきましょう．

　しかしながら，MECEでものごとをとらえるのは容易なことではありません．人はどうしても主観的にものごとを見がちになったり，ものごとの見方に癖や偏りがあるため，ただ箇条書きにしていくと，「モレるし，ダブるし」ということになってしまいがちなのです．そこで，各種のフレームワークがあるのです．

　つまり，よく使われるSWOT分析もほかのフレームワークも，この「横の論理」をMECEにするためのものなのです．モレなくダブりなく正しく情報を網羅するための道具としてさまざまなフレームワークを活用することは，意思決定の効果効率をあげることに有効です．

　看護管理者に求められることは，それらの道具を正しく理解すること，適切な道具を選択できること，その道具を使いこなせることと言えます．

（深澤　優子）

引用・参考文献

1）照屋華子ほか：論理の基本構造．ロジカル・シンキング，p124-125，東洋経済新報社，2001
2）深澤優子：SWOT／クロス分析―看護事例でわかる部署目標・戦略策定，日総研出版，2015

2 フレームワークの理解と活用

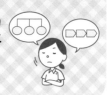

KEY WORDS
- フレームワーク　●MECE　●SWOT分析
- クロス分析　●二次元展開法

　本項では，組織分析についての基礎的な考え方を理解した上で，組織分析に活用できるフレームワークと主なツールを紹介し，それらを実践的な看護管理に役立てる方法について解説します．

フレームワークの基本理解

　前項で，組織分析にはさまざまな便利なツールがあり，それらを上手に活用することによって，組織分析を効果効率的に行うことが合理的であると述べました．そのためにも，組織分析そのものだけではなく，個別の手法についても理解しておくことが求められます．

　看護管理の場でも，こうしたツールが積極的に活用されており，その代表的なものの1つがSWOT分析と言えるでしょう．

　しかしSWOT分析のようなフレームワーク[*1]を使えば，万全というわけではありません．そのような誤解が見受けられますが，ものごとをMECEに（モレなくダブりなく）とらえることはそれほど簡単ではありません（図1）．ここで紹介するさまざまなツールも，箇条書きにするよりは「マシである」くらいの感覚を持っておくこ

フレームワークには「正しい理解」と「使いこなす訓練」が必要

とが必要です．さらにフレームワークを使えばOKというわけではなく，「正しい理解」と「使いこなす訓練」が不可欠であることを肝に銘じておきましょう．

　また，フレームワークは，図2のように，大きく3つのパターンに分類されます．

用語解説

＊1　フレームワーク：framework．経営戦略や業務改善，問題解決などに役立つ分析ツールや枠組み

MECE のパターン	例
二項対立で分ける	・男性と女性 ・メリットとデメリット
因数分解で分ける	・売上＝利用者数 × 利用頻度 × 単価 ・コスト＝固定費＋変動費
プロセスで分ける	・営業プロセス＝訪問→商談→見積もり→受注 ・会議プロセス＝事前準備→会議運営→進捗確認
一般的なフレームで分ける	・3C，4P，5W2H，BSC など
状況に応じてゼロベースで考える	

確実性　高←→低

多くの
フレームワーク
はここ！

図1　MECE とフレームワークの関係

①並列化思考	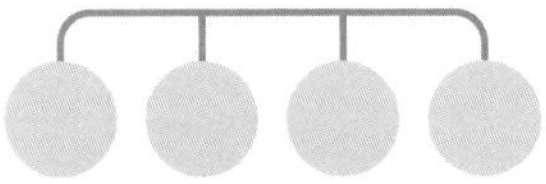	ものごとを要素に分類して並列に列挙して網羅する方法（経営資源なら「人」「もの」「金」というように）. 一見単純だが，「本当に網羅しているか否か」が問題となる．MECE の観点に留意する必要あり
②時系列化思考	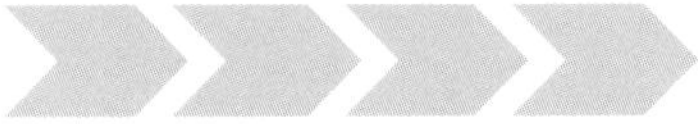	ものごとを時間の流れの中でプロセス化して考える方法
③二次元化思考	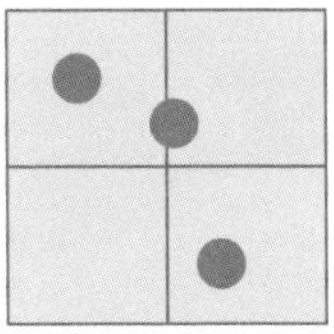	2 つの軸からなるマトリックスを作成し，そのマトリックス平面上の位置付けから考える方法

図2　フレームワークの 3 つのパターン

手塚貞治：フレームワークの本質を理解する．戦略フレームワークの思考法，p29-30，日本実業出版社，2008 より転載

❶並列化思考パターン

並列化思考パターンとは，ものごとを分解して並列に列挙して網羅する方法で，代表例はロジックツリーです．

❷時系列化思考パターン

時系列化思考パターンとは，ものごとを時間の流れの中でプロセス化して考える方法です．業務改善などで業務プロセス別に数値化してその動向を見ていくことで，ど

こを改善するのが最も効果的なのかを判断する場合など，実際のマネジメント場面ではフレームワークとは認識されずに使用されているケースが多々あります.

❸二次元化思考パターン

二次元化思考パターンとは，2つの軸からなるマトリックスを作成してその平面上の位置づけから考える方法で，競争優位点を明らかにするポジショニングマップなどが該当します.

戦略策定や部署目標策定プロセスでフレームワークを活用するためには，最初のステップである現状分析をするために「SWOT分析」[*2]，経営課題を整理するために「クロス分析」[*3]，経営課題の優先度づけをするために「二次元展開法」[*4]を理解しておくと便利です（図3）．世の中にはたくさんのフレームワークがありますが，この3つのツールの理解が基本となります.

まずは「SWOT分析」「クロス分析」「二次元展開法」をマスターしよう！

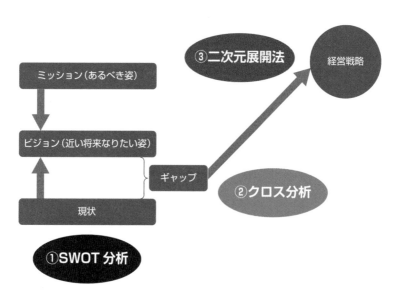

図3 戦略策定プロセスとフレームワーク

用語解説

＊2　**SWOT分析**：p153 ＊1参照
＊3　**クロス分析**：SWOT分析の活用法の1つ．現状を見て，この先の方向性や経営課題を抽出・整理するためのフレームワーク
＊4　**二次元展開法**：「緊急度」と「重要度」の二軸によってものごとの優先度を決定するツール

戦略プロセスごとのフレームワークの理解と活用の注意点

1. 現状分析ツール：「SWOT分析」を用いて

❶「SWOT分析」で取り巻く環境を網羅する

　問題解決も戦略立案も「現状分析」がスタートとなります．現状分析は，取り巻く環境を把握することですから，「環境分析」とも言います．したがって，環境分析ツールと現状分析ツールは同義語です．

　さて，現状分析（環境分析）ツールは，実はSWOT分析以外にも複数あります．図4に代表的なものだけを示しましたが，環境分析ツールには，このように「内部環境分析ツール」と「外部環境分析ツール」に分類されます．

　それぞれツールには特徴がありますが，効率性を考えれば，内部環境も外部環境も同時に分析できるSWOT分析を活用するのが最も合理的であることから，おそらく最も使われるツールとして世に浸透しているはずです．

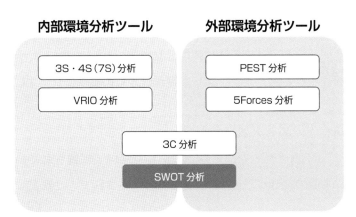

図4　現状分析（環境分析）ツール

深澤優子：SWOT分析は現状分析（環境分析）のツール．SWOT／クロス分析，p66，日総研出版，2015．を参考に作成

　SWOT分析は，環境を「内部と外部」，「プラス要因とマイナス要因」で整理する統合型の環境分析ツールで，内部環境のプラス要因を「強み」，内部環境のマイナス要因を「弱み」，外部環境のプラス要因を「機会」，外部環境のマイナス要因を「脅威」として分類します．強み（Strength）・弱み（Weakness）・機会（Opportunity）・脅威（Threat）の英単語の頭文字を取って「SWOT分析」と言います（図5）．

	プラス要因	マイナス要因
内部環境	**強み** (Strength) 自分たちの組織の優位な点，さらに強化していきたい点	**弱み** (Weakness) 自分たちの組織の問題，課題となっている点，強くしたい点
外部環境	**機会** (Opportunity) 自分たちの組織にとって「追い風」になるもの，好ましいもの	**脅威** (Threat) 自分たちの組織にとって「向かい風」になるもの，好ましくないもの

図5 SWOT分析

深澤優子：SWOT分析は現状分析（環境分析）のツール．SWOT／クロス分析，p66，日総研出版，2015より転載

❷SWOT分析の注意点とポイント

SWOT分析は便利なツールではありますが，正しく使いこなさないと，ただの主観的な情報が書き込まれただけの，網羅的ではなく偏った情報リストになってしまう可能性もあります．ですから，①分析時には必要データを必ず手元において確認しながら正しい情報を記載すること，②偏った視点ばかりの事柄になっていないかなどのチェックが必要になります．

❸SWOT分析によくみられる間違い

SWOT分析によくみられる間違いは，①正しくない・網羅されていない，②とらえ方の違い，③意味の共有ができない，の3点に大別されます（表1）．

表1 SWOT分析によくみられる間違い例

① 正しくない・網羅されていない	・主観的な事柄だらけ ・偏った視点・同じ視点の事柄だらけ
②とらえ方の違い	・内部と外部のとらえ方を誤っていないか ・「言葉」に惑わされてプラス・マイナスのとらえ方を誤っていないか
③ 意味の共有ができない	・単語だけでの表現になっていないか ・あいまいな表現になっていない（正しく伝わる表現になっている）か

深澤優子：SWOT分析によくある間違いと間違わないための要点．SWOT／クロス分析，p68，日総研出版，2015より転載

①正しくない・網羅されていない

　必要な情報の確認，偏った視点ばかりの記載について是正が必要になります．具体的には，病院の年報，部署や部門の経営数値が把握できる資料などを手元に置くとともに，偏ったことばかりの記載になっていないかをチェックする必要があります．

　看護部の場合によくみられる事例としては，「離職率が上昇している」と記載しているものの，離職率の数値を確認したら改善していたという思い違いなどがあげられます．さらに「離職率が高い」と記載しているものの，「高い」の意味があいまいで，調べてみたら地域平均や全国平均離職率より低かったというようなこともよくあります．

　また，「スタッフ」や「研修・教育」という単語だらけのSWOT分析もよく見かけます．スタッフや教育以外にも組織にはおさえるべき視点があるはずなので，くれぐれも注意しましょう．

②とらえ方の間違い

　外部環境と内部環境のとらえ方の間違いが最も多いです．「今，行っているSWOT分析は"どこ"の分析か」からブレずに行わなければなりません．たとえば病院全体の分析なら，院内が内部，院外が外部とシンプルですが，看護部の分析なら，内部環境は看護部内，それ以外は院内も院外も外部環境です．部署の分析なら，内部環境は部署内，それ以外はすべて外部環境となります．この内部・外部の区別があいまいになっているケースがよくみられますので，注意しましょう．ポイントは，「今"どこ"の分析を行っているか」で，「どこ」に相当するのが内部環境，それ以外は外部環境と考えるとわかりやすいでしょう．

　また，プラス要因とマイナス要因のとらえ方の間違いもあります．ここでいう「プラスかマイナスか」は，前述の「どこ」に相当する「組織にとってよいか悪いか」ということです．したがって，個人的な価値基準や一般的な社会的基準の良し悪しや文面や単語から受ける印象だけでプラス・マイナスを判断してはいけません．あくまでも，「どこ」に相当する組織単位にとってよいのか悪いのか，そこからブレずに判断してください．

③意味の共有ができない

　記載される文章表現によるものや単語だけの表現があります．組織分析はゴールではなくスタートと述べましたが，ここであいまいな表現によって正しく現状を共有できなければ，意思決定を誤ります．言わんとすることを読んだ人が正しく同じように認識できるよう配慮することが必要です．

言わんとすることを正しく表現することがここでは重要です．また，単語表現だけのような省略はやめて，「○○が××である」というように簡潔な文章で記載するとよいでしょう．

2. 経営課題の整理ツール：「クロス分析」を用いて
❶SWOT分析をクロスさせて考える「クロス分析」

クロス分析とは，内部環境と外部環境をクロスさせて，今後の方向性を見い出すための手法です．SWOT分析は「現在の状況」であるのに対して，クロス分析では，「この先」というように時間軸が変わります．つまり，現状を見て，この先の方向性や経営課題を抽出・整理するためのフレームワークがクロス分析です．

SWOTクロス分析（図6）は，SWOT分析で整理した現状とともに，それらの内部環境要因と外部環境要因をクロスさせて，これからの課題を以下のように整理していきます．

①強み×機会…強みを生かして機会を取り込むような課題や対策（積極的攻勢）

②強み×脅威…強みで脅威を回避するような課題や対策（差別化戦略）

③弱み×機会…弱みで機会を取りこぼさないような課題や対策（弱点克服・転換）

④弱み×脅威…弱みと脅威によって最悪の事態を回避する課題や対策（業務改善・撤退）

❷クロス分析の注意点とポイント

SWOT分析は現状を整理していくだけですが，クロス分析では「こうした現状からどのような方向に向かえばよいのか」「どのようなことに取り組んでいくべきなのか」といったことがテーマとなりますので頭を使い，考えも問われます．ただ紙面に向かうだけで整理できるものではありません．

そして，このプロセスでよく聞かれるのが「難しい」という言葉です．しかし，一方では，日頃のマネジメント実践の中で，漠然とはしていても，看護管理者なら誰にでも考えている課題や改善すべき事柄などがあるのではないでしょうか．そのような場合には，いったんクロス分析表を離れて，自分が考えている組織の課題を書きだし，その「理由」も同時に書きだしてみてください．そうすると，強み・弱み・機会・脅威に何かが抜けていることがあります．

その場合には漏れていた情報をSWOT分析の「強み・弱み・機会・脅威」に追加してください．そうすると現状と経営課題の整合性が取れます．また，外部環境のとらえ方が逆のほうがよかったという場合や，内部環境のとらえ方も逆のほうがよかっ

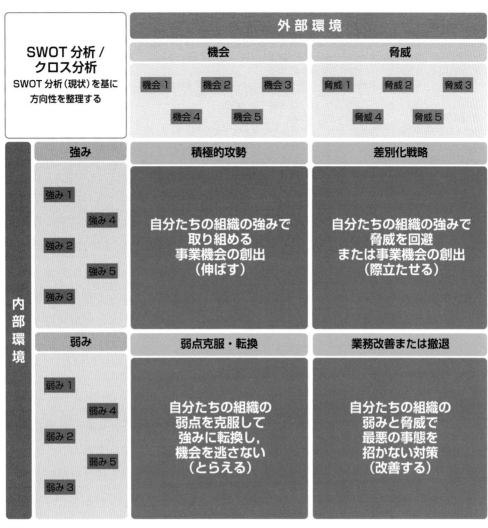

図6　SWOTクロス分析

深澤優子：SWOT／クロス分析—看護事例でわかる部署目標・戦略策定，p73，日総研出版，2015より転載

た場合もあります．そうであれば，この時点でSWOT分析の機会と脅威を入れ替えたり，強みと弱みを入れ替えたりしても構いません．

　また，この経営課題の整理をもとに，戦略目標や部署目標へと発展させることを考えると，この段階では，「やることリスト」や「アクションプランの羅列」にならないよう，何のためにそれ（アクションプラン）を行うのかという「目的」を記載した表現が望ましいでしょう（**図7**）．このように目的を意識して経営課題をとらえることによって，アクションプランの幅が広がります．そのこと自体がまた戦略や目標達成の可能性を高めることにもつながっていきます．クロス分析では，「目的」を意識して課題を表現することが大切です．

ポイント1	ポイント2	ポイント3
ここで行うのは,「これから」どんな方向性をもってやっていこうか,どんなふうにしていこうかということを明確にすること	クロス分析の後,戦略目標(部署目標)に展開していくことを考えると,「やることリスト」にならないように表現方法に気をつける	やること(アクションプラン)の羅列ではなく,「何のために」ということを意識して表現する

例
× 広告を出す
○ 認知度を高める
○ 地域の人にもっと知ってもらう
- - - - - - - - - -
× マニュアルを作る
○ 業務水準を上げる
○ 業務を標準化する

図7 クロス分析のポイント

　また,このクロス分析時に再確認しておきたいのが,理念・ビジョンです.今行っているのは,戦略や目標設定のための分析ですから,目指しているのは,「組織の成功＝理念・ビジョンの達成」です.ですから,いくらSWOT分析からこのような方向性や課題があげられるといっても,それが組織の理念やビジョンと整合性が取れないものであれば,戦略にも目標にもなり得ません.ですから,経営課題は理念・ビジョンと整合性が取れるかどうかの確認が必要になります.

　もう1つよくある「難しい」の理由は以下のようなものです.

　「私たちは,患者サービスに熱心に取り組んでいますが,ある1人の医師のせいでいつも患者からのクレームがあるのです.医師の問題なのでどうしようもありません.患者サービスの向上という目標を立てても私たちには実現できません」

　実は,ここには大きな誤りがあります.それは,今,考えているのは自分の部門・部署の戦略(目標)であるはずなのに,他部門や他部署の話をしている点です.今,行っているのは「どこの」分析で,「どこの」経営課題なのか,からズレずに思考することが重要です.ほかの部門や部署の問題を考えるのではなく,自分の部門や部署として何をすべきかを考えることに集中するとともに,何から何まで,戦略や目標にする必要はないということも理解しておきましょう.

　現場で対応できることや日々の業務の中で解決されることを,無理に戦略にする必要はありません.戦略として考えるのは,経営課題の中で優先度の高いものだからです.

3. 優先度づけツール:「二次元展開法」を用いて
❶「二次元展開法」で複数の中から優先度の高いものを明確にする

　クロス分析によって,たくさんの経営課題が抽出されました.しかし,ここに抽出された経営課題のすべてを戦略や目標にはしません.現場でできることや日々の業務の中で解決すべきことについては戦略にする必要はありません.そこで,次のステッ

プでは，ものごとの優先度を判断するツールを使って，経営課題の優先度づけを行います．そのためのツールが「二次元展開法」です．

二次元展開法とは，「緊急度」と「重要度」の二軸によって，ものごとの優先度を決定する方法です．最終的に，優先度の確定には，そのほかに時間・諸コスト・実現可能性などの多様な要素を加味しますが，最初から多様な要素で比較するよりも，まずはこの二軸で優先度づけを行い，その後，優先度の高い課題に対して，そのほかの要素を加味して検討するという決定プロセスが妥当になります．

二次元展開法は，戦略策定プロセスにおいてはクロス分析で抽出された経営課題の優先度づけを目的として行いますが，たくさんある業務の優先度づけなどにも活用できます．つまり，優先度づけのためのツールですから，非常に汎用性の高いツールと言えます．

❷二次元展開法の使い方

二次元展開法の使い方は簡単ですが，やり方の順序は厳守しましょう（図8）．

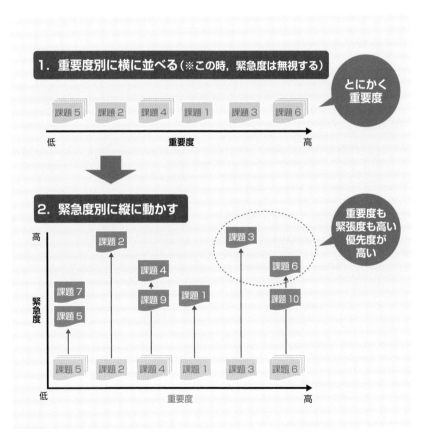

図8 二次元展開法の順序

深澤優子：SWOT／クロス分析―看護事例でわかる部署目標・戦略策定，p81，日総研出版，2015 を参考に作成

まずは，重要度別に経営課題の相対的な位置関係を決定します．この時，緊急度は一切無視してください．とにかく重要度という視点だけで並べます．この重要度の位置関係が決定したら，次に緊急度別に配置を決定します．その結果，紙面上の右上，すなわち，重要度も緊急度も高いものが最も優先度が高いものとなります．

❸二次元展開法の注意点とポイント

二次元展開法の注意点とポイントは，作業の順番です．人は基本的に「緊急度が高いと優先度も高い」という錯覚を起こしがちです．いつも業務が忙しい看護領域ではさらにその傾向があります．命にかかわるという仕事上の特性もあり，どうしても「緊急度」に惑わされてしまいがちなのです．そのことを十分理解して，ここでは，**まずは重要度，そして緊急度というように二段階のプロセスを踏んでください**．重要度を見ながら緊急度を決めるというようなやり方では，主観的な優先度づけにすぎず，このようなツール自体を使用する意味がまったくなくなります．

必ず重要度（理念やビジョン・病院の役割・看護の役割などが重要度判断の指標になります）を決めて，そのまま重要度の位置を変えずに緊急度の位置取りをします．この段階では，垂直方向にのみ動かすことを守りましょう．

ただし，この二次元展開法には限界もあります．あくまでも，ここに列挙された事柄の中での優先度づけになりますから，優先度の高いものばかりの事柄の中で得られる配置と優先度の低いものばかりの事柄の中で得られる配置では，最終的に「優先度が高い」と判断するものの範囲が異なります．そのことも知っておく必要があります．

（深澤 優子）

引用・参考文献

1）深澤優子：SWOT／クロス分析―看護事例でわかる部署目標・戦略策定，日総研出版，2015

第2章

看護管理実践計画書の作成

1) 看護管理実践計画書の書き方とヒント

1 看護管理実践計画書の書き方とヒント

この項では，組織の戦略の提示方法の1つである「看護管理実践計画書」について，記載の目的とその書き方，書く際のヒントなどをわかりやすく提示します．

看護管理実践計画書とは

計画とは，「何らかの"目標や目的を達成するために"，将来（この先・未来）どのように行動するのかを決めたもの」のことで，「戦略」また「方策」とも言います．

第2部第1章（p152）の冒頭で，組織分析を行う目的は「組織の問題を解決すること」であり，組織分析を行うことによって，「組織の経営課題を明らかにし，優先度の高い課題を戦略として示し，実行して，その成果を評価してさらに戦略に反映させていくことで，継続的に組織を改善・発展させること」であると述べました．この戦略提示方法の1つが，「看護管理実践計画書」とも言えます．

看護管理実践計画書の様式にはとくに決まったものはありませんが，一般的には，

看護管理実践計画書は，戦略提示方法の1つ

①課題（テーマ・タイトル），②課題の背景や根拠（動機）と目的，③計画（方法），④評価の方法が記載項目として含まれます．その計画に基づいて実践し，実践した結果をきちんと評価できるように作成していくことが重要になります（表1）．

表1 看護管理実践計画書の主な記載項目

①課題（テーマ・タイトル）
②課題の背景や根拠（動機）と目的
③計画（方法）
④評価の方法
⑤その他（実践目標，添付資料など）

看護管理実践計画書に欠かせない説得性と納得性

　重視すべきは，この看護管理実践計画書に記載される課題とその背景，方法，評価などを記載することによって説得性と納得性を増すことにあります．これは「わかりやすいということ」になり，論理的な構成ということになります．

> 看護管理実践計画書に求められるのは説得性と納得性

　第2部第1章で，論理的構成や説得性・納得性を増すために組織分析の手法について説明をしてきましたが，ここで説明したことを文章にまとめたり，フォーマットに沿って可視化したものがそのまま「看護管理実践計画書」になるというわけです．以下に，記載内容についての書き方やヒントを述べます．

具体的な書き方とヒント

1．課題(テーマ・タイトル)

　「課題（テーマ・タイトル)」の項目では，実践書内でこれから述べることについて，できる限り**具体的に書くことが大切です**．タイトルとそれ以降の話の内容にズレがないか，これから述べることとタイトルのあいだに違和感がないかどうかをチェックしましょう．実際に，最後の結論とこの課題にズレがあることは珍しくありません．

2．課題の背景や根拠（動機)

　「課題の背景や根拠（動機)」では，「1.課題（テーマ・タイトル)」を選定した理由に相当する内容を記載します．看護研究などであれば，文献検討など研究に入る前に先行研究を調べたり，世の中の動向を調べたりして，なぜこの看護研究をテーマとしたのかを述べますが，これと同じような位置づけになります．**自分が「課題（テーマ・タイトル)」としたことの背景をわかりやすく記載することがポイントです**．

3．目的

　「2.課題の背景や根拠（動機)」の内容を受けて，何を目的としてこのテーマを選定したのかを背景よりさらに具体化したものを，目的に記載します．別の言い方をすると，この計画の実施によってどのような問題を解決するのかということにもなります．

ちなみに,「2. 課題の背景や根拠（動機)」と同じ欄に記載することもありますが,目的の前にあるのが背景,逆にいうと背景があって目的につながっていくことを理解しておきましょう. 同じ欄に記載することはあっても,背景と目的はしっかり分けておきましょう.

4. 計画（方法）

この「計画（方法）」の項目には,課題をどのように解決していくのかについての具体的な記載が必要になります. 何を・いつまでに・どのくらい・どのように解決するのかということを記載します.

この中でも「どのくらい」を明確に設定しておくことが,評価につながっていきますので,期待する成果の量や状態など,達成すべき水準を明確にしておきましょう. また,目標に対する達成水準をどのように測定するのかを決めておく必要もあります.

表2に目標設定の基本的な要素を示します. この視点をきちんと意識して計画に盛り込みましょう.

表2 目標の基本的な要素

目標項目	何を	期待する成果の対象項目を設定する
期限	いつまで	達成水準を完成させる期限, スケジュールを設定する ・期末までに, ○月○日までに（終期) ・○月○日〜○月○日の間に（期中の一定期間) ・○○から何日以内に（起点が流動的な一定期間) ・期中一定の状態を維持する（通期)
達成水準	どのくらい	期待する成果の量や状態など達成すべき水準を明らかにする （※達成水準は目標達成度評価の基準となるため,「後から計測できる」ように表現することが必要である)
方法・手段	どのように	期待する成果を実現するための手段・方法・プロセスを設計する （※目標管理カードに記入しない場合が多いが,実はこれが非常に大切である. 目標面接の際によく話し合って確認する必要がある)

5. 評価

「評価」の項目では，「4. 計画（方法）」の項目の中で設定した評価の指標に基づき，その結果について記載し，考察をします．**ここで重要なことは，求められるものは「反省文ではない」ということです**．また，看護管理実践計画書のまとめにもなります．

適正に結果を評価し，改善すべき点・さらによくしていく点など，そして「この先・将来・未来」につながる考察をしっかりすることが大切です．

看護管理実践計画書の中でしっかりと達成水準を定めておくことによって，的確な評価ができます．あいまいな計画のままでは，的確な評価につながらないので注意が必要です．また，最後に「目的」も確認しましょう．評価の内容が看護管理実践計画書の中で「目的」としたことに対する評価になっているか，つまり，**目的に記載されていることに対する評価になっているかどうか**もチェックしてください．目的に記載されていることと最後の評価がズレていることも珍しくありません．

図1は，評価のポイントを示したものです．看護管理実践計画書における評価とは，基本的には「目標達成度合いの評価」になります．実践したことが目標水準に達していたのか，いなかったのかということです．

目標達成度合いの評価とは別に，看護管理者としての役割（図2）に対する評価もときに必要となりますが，ここはきちんと区別をしましょう．看護管理者としての評価ばかりが主になっている評価をよく見かけますが，そうなると，いわゆる反省文になっているケースも多くみられますので，注意しましょう．

評価が「反省文」にならないように注意！

目標達成

しっかりと区別することが重要！

看護管理者の役割

・「成功する」と仮定したものの結果を測定
・実践の測定
・戦略内容の検証

・管理職の役割を果たしているかどうかが評価のポイント

図1　評価のポイント

深澤優子：立てた目標をどのように評価するか―そのためにはきちんとした進捗管理が必要―．SWOT／クロス分析，p140，日総研出版，2015 を参考に作成

	業務の側面	人間の側面
維持	**目標の達成**	**職場の活性化**
改善	**業務改善**	**部下の育成**

図2 管理者の役割

片山寛和：人間の側面.（新装版）管理者の役割～管理基礎テキスト，p19，経営書院，2005 より転載

　そして，この評価プロセスでは，実践したことと結果のギャップを明確にし，その理由を明らかにして次の改善につなげるという重要な意味があります．ここでも考え方の基本は「問題解決の基本構造図」(p153 第1章図1参照)にあります．「あるべき姿＝目標値」と「現状＝結果」のあいだにあるギャップを明確にし（＝これが今回の計画実践における問題点），その問題をどのように解決するのか（＝次につながる改善ポイントなど）を明確にすることになります．

（深澤　優子）

索引

索引

看護管理セカンドブック改訂第2版

2016 年 8 月 20 日	初版第 1 刷発行
2022 年 4 月 15 日	初版第 5 刷発行
2024 年 1 月 9 日	改訂第 2 版第 1 刷発行

編　集	太田　加世
発行人	土屋　徹
編集人	小袋　朋子
発行所	株式会社Gakken
	〒 141-8416 東京都品川区西五反田 2-11-8
印刷・製本所	TOPPAN株式会社

●この本に関する各種お問い合わせ先
本の内容については，下記サイトのお問い合わせフォームよりお願いします.
https://www.corp-gakken.co.jp/contact/
在庫については　Tel 03-6431-1234（営業）
不良品（落丁，乱丁）については　Tel 0570-000577
　学研業務センター　〒 354-0045 埼玉県入間郡三芳町上富 279-1
上記以外のお問い合わせは　Tel 0570-056-710（学研グループ総合案内）

本書に記載されている内容は，出版時の最新情報に基づくとともに，臨床例をもとに正確かつ普遍化すべく，著者，編者，監修者，編集委員ならびに出版社それぞれが最善の努力をしております. しかし，本書の記載内容によりトラブルや損害，不測の事故等が生じた場合，著者，編者，監修者，編集委員ならびに出版社は，その責を負いかねます.
また，本書に記載されている医薬品や機器等の使用にあたっては，常に最新の各々の添付文書や取り扱い説明書を参照のうえ，適応や使用方法等をご確認ください.　　　　　　　　　　　　　　　　　　　　　　株式会社Gakken

学研グループの書籍・雑誌についての新刊情報・詳細情報は，下記をご覧ください.
学研出版サイト　https://hon.gakken.jp/